JN226202

オールカラー

いざというとき困らない！

人工呼吸器 気管切開 まるわかり

【編集】木下佳子・橋本良子・茂呂悦子

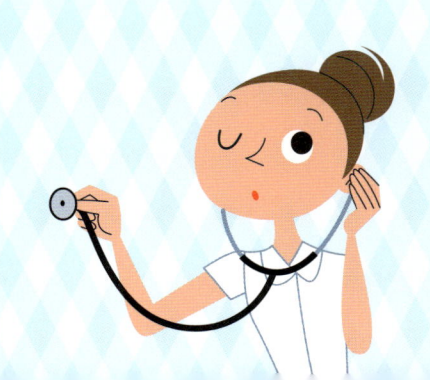

照林社

はじめに

　出勤して、人工呼吸器を装着された患者さんを受け持たなければならないとわかったとき、不安で暗い気分になることはありませんか？

「何に注意してよいかわからない！」

「ちょっと間違えると重大な事故につながるのではないか？」

　私も新人の頃、人工呼吸器を装着している患者さんをベッドからストレッチャーに移そうとして、「気管チューブと頭をしっかり持って！」と先輩に怒られたことがありました。そう言われても、教科書には書いてないし……、何に注意してよいのかわからない！

　Part1の人工呼吸器の章は、そんな日常の看護の"困った"に答えるために設けたものです。人工呼吸の設定やフィジカルアセスメント、鎮静のことはもとより、人工呼吸器の準備から、安全で潰瘍をつくらないための固定方法、吸引などを網羅しました。そして、日常的によく遭遇する疑問には、Q＆Aで回答するようにしました。

　Part2では、集中治療室や呼吸器の病棟だけでなく、どこの病棟や外来でも遭遇する気管切開を取り上げました。気管切開術は、長期人工呼吸器装着になった患者さんや口腔・耳鼻・喉頭などに障害をきたした患者さん、意識障害で痰を出せない患者さんなどによく行われます。気管挿管よりも患者さんが楽で、看護師がケアしやすいという印象を持っている方も多いと思います。

　しかし、気管切開は、気管挿管と同じように、小さなトラブルから換気が困難になり、生命の危機にさらされるというリスクと直結しています。一般社団法人 日本医療安全調査機構では、医療事故の再発防止に向けた報告書第4号として「気管切開術後早期の気管切開チューブ逸脱・迷入に係わる死亡事例」の分析を公表しました。その背景には、この調査制度ができてたった3年半の間に、気管切開にまつわる5例の死亡事例が起こったことがあります。このような事故に至らないように、日常の看護ケア、固定や体位変換時の注意、カテーテルの取り扱いなど、患者さんが安全に安楽に回復していけるケアをまとめました。

　この本が、少しでも、臨床現場のみなさまの日常看護に役に立てればと願っています。

編者を代表して

木下佳子

CONTENTS

装丁：関原直子

本文イラスト：村上寛人、SUNNY.FORMMART、おおのきよみ、武曽宏幸

本文DTP：明昌堂

● 執筆者一覧

編　集

木下佳子
NTT東日本関東病院／急性・重症患者看護専門看護師、集中ケア認定看護師

橋本良子
岩手県立療育センター 看護部長／集中ケア認定看護師

茂呂悦子
自治医科大学附属病院 呼吸器外科・口腔外科師長／急性・重症患者看護専門看護師、集中ケア認定看護師

執筆者（掲載順）

木原俊介
NTT東日本関東病院 臨床工学部 医療技術主任 臨床工学技士、体外循環技術認定士、
透析技術認定士、3学会合同呼吸療法認定士、特定高圧ガス取扱主任者

北原　啓
NTT東日本関東病院 臨床工学部 医療技術特別主任 臨床工学技士

宮薗瑞帆
公益財団法人 がん研究会有明病院 看護部／集中ケア認定看護師

山口庸子
東京慈恵会医科大学附属病院 ICU／急性・重症患者看護専門看護師

田山聡子
慶應義塾大学病院 集中治療センター／急性・重症患者看護専門看護師

上北真理
旭川医科大学病院集中治療部ナースステーション 副看護師長／集中ケア認定看護師

奈良順子
弘前大学医学部附属病院 集中治療部 副看護師長／集中ケア認定看護師

佐藤大樹
医療法人潤和会 札幌ひばりが丘病院 看護師長／集中ケア認定看護師

浦里博史
製鉄記念広畑病院 看護部／集中ケア認定看護師

鎌田あゆみ
国際医療福祉大学 成田病院 看護部、ICU／集中ケア認定看護師

米倉ひろみ
元・誠馨会セコメディック病院 看護部、ICU師長／感染管理認定看護師

八巻　均
自治医科大学附属病院 看護部、集中治療部／集中ケア認定看護師

神山淳子
自治医科大学附属病院 看護部／集中ケア認定看護師

関根利江
自治医科大学附属病院 リハビリテーションセンター 主任 理学療法士

戸田浩司
自治医科大学附属病院 看護部／摂食・嚥下障害看護認定看護師

人工呼吸器装着患者の
トータルケア

人工呼吸器が必要な患者に起こっていること
：人工呼吸器で何を改善するか

木下佳子

▶ 人工呼吸器により改善したい状態

人工呼吸器が必要な患者には、「酸素化不良」「換気不全」「呼吸仕事量の増大」が起こっています。これらを改善することが、人工呼吸器装着の目的です。

酸素化不良を改善する

肺胞と毛細血管の間でのガス交換、つまり拡散がうまくいかないと酸素化が不良となります。これが「拡散障害」です。拡散障害は、肺水腫や肺線維症などで起こります。

また、無気肺のように、肺胞に吸気ガスが供給されず、肺胞と接している毛細血管に十分血流があるにもかかわらずガス交換できない状態を「シャント」、逆に肺胞に十分吸気ガスがあるのに血栓などで血流が途絶えた状態を「死腔」といい、いずれも酸素化の障害となります。

人工呼吸により、肺胞に陽圧をかけることで、肺胞を広げ、肺胞と毛細血管の接触面積を拡大させ、酸素化を改善できます。しかし単に陽圧をかけるだけでは、状態が異なる多くの肺胞を均一に拡張させることが難しいため、呼気終末陽圧（positive end-expiratory pressure：PEEP）や吸気終末ポーズ（end-inspiratory pause：EIP）という付加機能を使用し、肺胞が虚脱しないように均一に肺胞を拡張させるようにして酸素化を補助します（**図1**）。

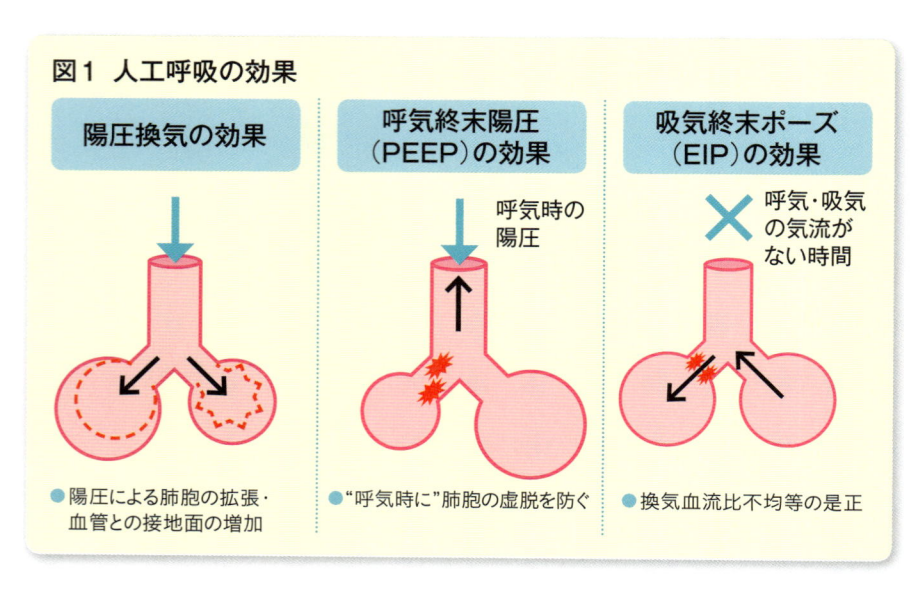

図1 人工呼吸の効果

陽圧換気の効果	呼気終末陽圧（PEEP）の効果	吸気終末ポーズ（EIP）の効果
	呼気時の陽圧	呼気・吸気の気流がない時間
● 陽圧による肺胞の拡張・血管との接地面の増加	● "呼気時に"肺胞の虚脱を防ぐ	● 換気血流比不均等の是正

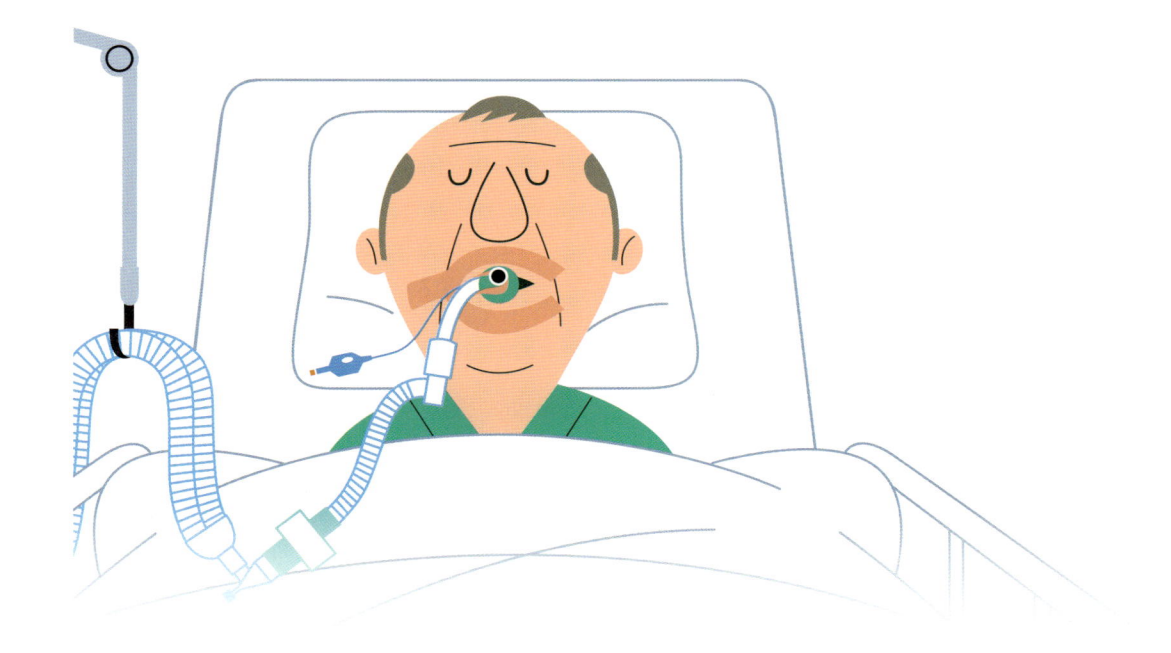

また、人工呼吸により肺胞に高濃度の酸素を送り込むことで、肺胞内の酸素分圧を上げ、拡散を促すことができます。

 B **換気不全を改善する**

肺胞に空気を取り込み、肺胞と毛細血管の間でガス交換を行った結果、産生された二酸化炭素を排出することを「換気」といいます。

この換気がうまくいかず、換気不全の状態が起こると、二酸化炭素の蓄積、つまり$PaCO_2$（動脈血二酸化炭素分圧）が上昇し、血液のpHが下がり、呼吸性アシドーシスの状態になります。pHが7.2以下になると、生命は危険な状態になります。

呼吸不全は、**表1**のような状態・疾患で起こります。このようなときに人工呼吸器を装着すると、適切な肺胞換気量を維持することができます。

表1　呼吸不全を起こす状態・疾患

- ●呼吸筋自体が機能しない（筋萎縮性側索硬化症など）
- ●脳の障害により呼吸運動の命令が伝わらない（意識障害、脳死など）
- ●気管が狭窄する（喘息など）
- ●気道閉塞
- ●慢性閉塞性肺疾患
- ●死腔の増加（肺血栓塞栓症など）

 C **呼吸仕事量を改善する**

通常の呼吸では、呼吸筋が収縮して胸郭と肺胞を広げ、肺胞内と口との間に圧差を生じ気流が発生しています。

このとき、呼吸筋は肺胞・胸郭が収縮しようとする弾性抵抗や、気流が発生したときに生じる摩擦抵抗に打ち勝って換気量を得るように仕事をしています。これが「呼吸仕事量」です。

何らかの原因で弾性抵抗や摩擦抵抗が増えた状態を、「呼吸仕事量が増大した」といいます。呼吸仕事量が増大した状態が持続すると呼吸筋疲労へとつながり、肺胞低換気の状態に陥ります。

呼吸仕事量が増大するのは、喘息などのように気管が収縮し気道抵抗が増えた状態、あるいは肺線維症や急性呼吸窮迫症候群（acute respiratory distress syndrome：ARDS）のように肺の弾性が失われ、コンプライアンス（広がりやすさ）が減少した状態です。

このような状態のときに人工呼吸器を装着すると、呼吸仕事量を軽減し、呼吸運動による酸素消費量を減らし、安静・安楽を保つことができます。

＊

人工呼吸器の使用によりこれらの3つを改善することができます。その他に、侵襲の大きな手術後など、循環動態が安定するまでの全身管理の目的で使用されることがあります。

“人工呼吸器の適用”の決め方

明確な適用基準はありませんが、以下のような場合は、人工呼吸器の使用を考えたほうがよいでしょう。病棟で患者を受け持ったときの観察ポイントとともに示します。

1. PF比が「300」以下の場合

PF比（酸素化係数）とは、PaO_2（動脈血酸素分圧）をF_IO_2（吸入酸素濃度）で割った値のことです。

図2 PF比の計算 $\left[\text{PF比}=\dfrac{PaO_2}{F_IO_2}\right]$

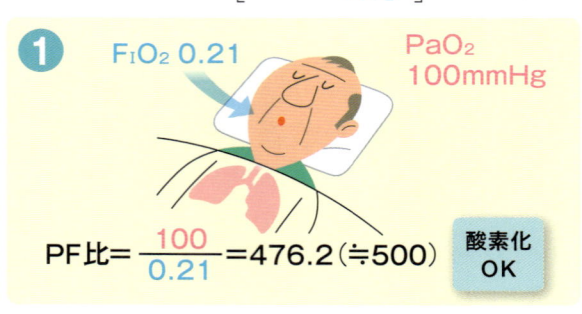

$F_IO_2\ 0.21$　$PaO_2\ 100mmHg$

$$\text{PF比}=\frac{100}{0.21}=476.2\ (\fallingdotseq500)$$

酸素化 OK

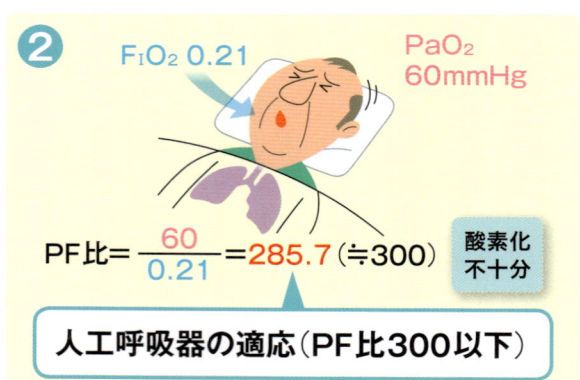

$F_IO_2\ 0.21$　$PaO_2\ 60mmHg$

$$\text{PF比}=\frac{60}{0.21}=285.7\ (\fallingdotseq300)$$

酸素化 不十分

人工呼吸器の適応（PF比300以下）

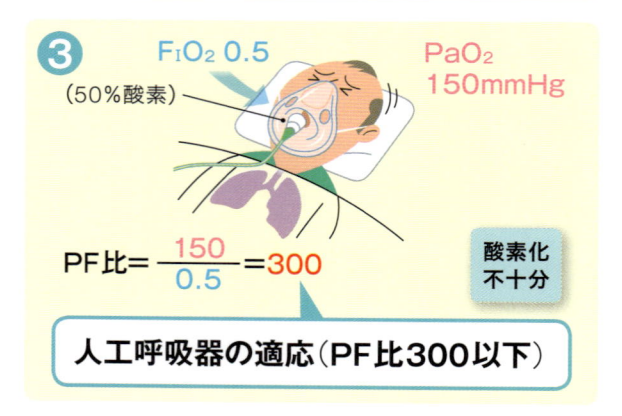

$F_IO_2\ 0.5$（50%酸素）　$PaO_2\ 150mmHg$

$$\text{PF比}=\frac{150}{0.5}=300$$

酸素化 不十分

人工呼吸器の適応（PF比300以下）

通常の場合は、$F_IO_2\ 0.21$の酸素を吸っていてPaO_2は$100mmHg$ですから、PF比は約500です（図2-①）。

しかし$F_IO_2\ 0.21$の酸素で$PaO_2\ 60mmHg$だと、PF比は約300ということになります（図2-②）。なお、ここで50%酸素（＝$F_IO_2\ 0.5$）を投与してPaO_2が$150mmHg$まで上がったとしても、PF比は300と変わりません（図2-③）。

PF比が300以下で人工呼吸の適用になります。

PF比を測定するにはPaO_2の値を血液ガス検査の結果で確認する必要がありますが、病棟で血液ガスが計測できない場合は、$SpO_2\ 90\%$をめやすとして、それ以下だと$PaO_2\ 60mmHg$と考えてよいでしょう。

2. 努力呼吸をしている場合

通常、呼吸は肋間筋と横隔膜で営まれています。努力呼吸とは、それだけでは維持できなくなり、胸鎖乳突筋や腹直筋といった呼吸補助筋を総動員して行っている呼吸のことです。

「肩呼吸」や「下顎呼吸」などと呼ばれますが、これらの努力呼吸がみられたら、呼吸停止が引き続き起こる可能性があるので、すぐに対処が必要であり、人工呼吸器装着の対象となります。

3. 頻呼吸（20回/分以上）の場合

頻呼吸は、何らかの原因で起こった「代謝性アシドーシス」を代償しようとして、過換気になっている可能性があります。

頻呼吸だけでは“何回以上で人工呼吸器の適用”とはいえませんが、20回/分以上は頻呼吸として、何らかの異常があるものとして注意したほうがよいでしょう。

病棟ではあまり呼吸数を測る習慣がないかもしれませんが、次の方法で観察してみましょう。そして、異常をとらえたら、改めて正確に測定してください。

- **患者と一緒に呼吸してみる：自分が苦しければ呼吸数を測ってみる**
- **患者と会話してみる（図3）：一文話せればほぼ正常、2単語しか話せなければ20回/分以上、1単語なら30回/分以上**
- **何秒に1回の呼吸なのかをみる：3秒に1回なら20回/分、2秒に1回なら30回/分**

図3 呼吸数の観察のポイント：会話でわかる呼吸数

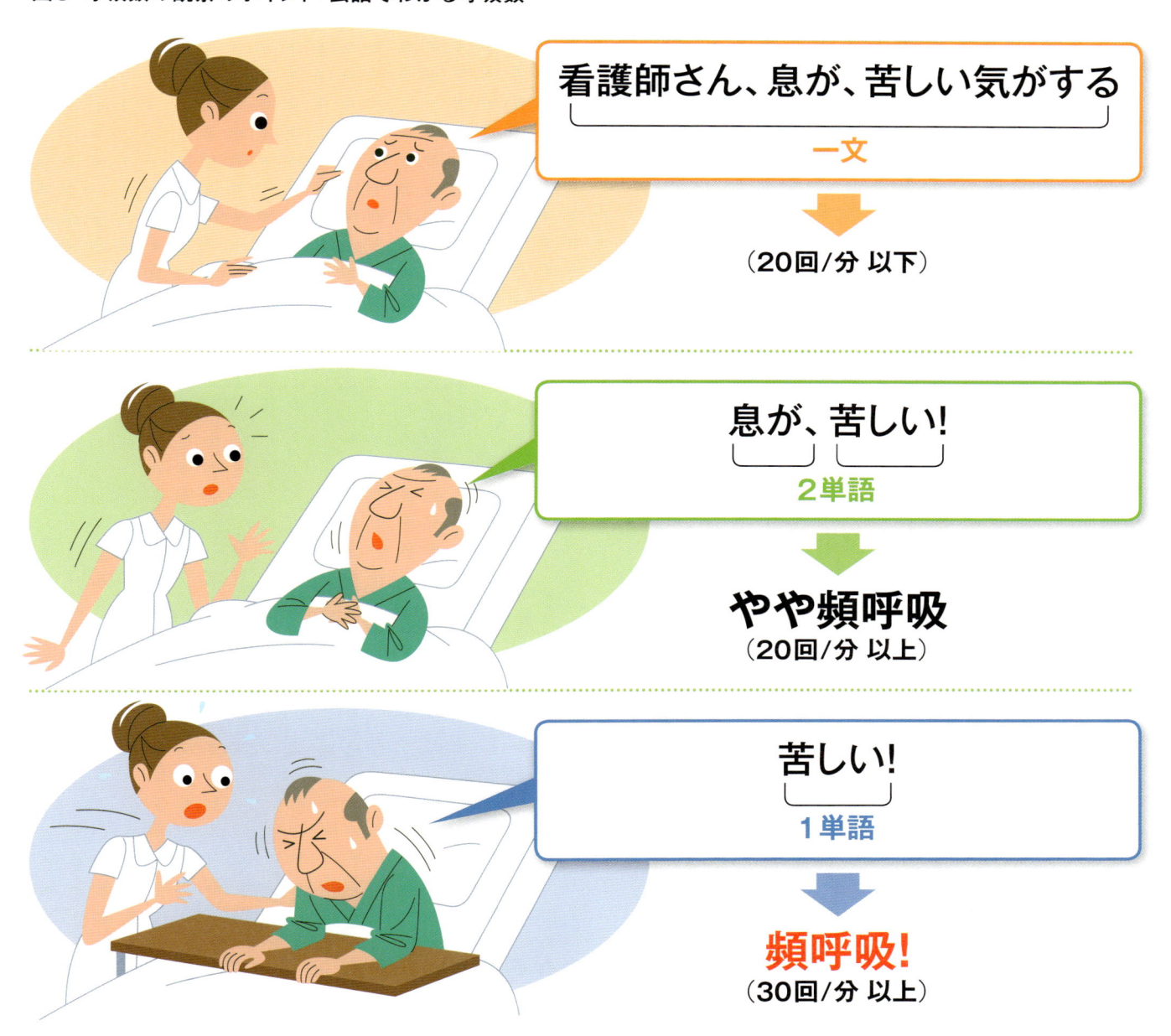

4. その他、呼吸状態の悪化が認められる場合

呼吸数が少ない、失調性呼吸、意識障害でいびきをかいているなどのときは、$PaCO_2$が高くなっている可能性があります。

また、自分で痰が喀出できない、気管が閉塞している場合、人工呼吸器は必要なくても、気管挿管や気管切開が必要な場合もあります。

*

病棟では、十分なモニタリングや検査などができないことが多いので、看護師のフィジカルアセスメントが重要になります。

呼吸状態に問題がないかどうかを見きわめ、人工呼吸適用の患者を見落とさないことが大切です。

〈参考文献〉
1. 氏家良人：ナースのための人工呼吸－臨床の実際－. Heart＆Wellness臨床MEインフォメーション；No.12：1-5. http://www.me-times.co.jp/book/pdf/HWell12.pdf(2019.3.20アクセス)

突然、「人工呼吸器を用意して!」と言われたとき
［写真でわかる］人工呼吸回路の組み立て手順

木原俊介、北原　啓

図1　人工呼吸器の基本的な構造

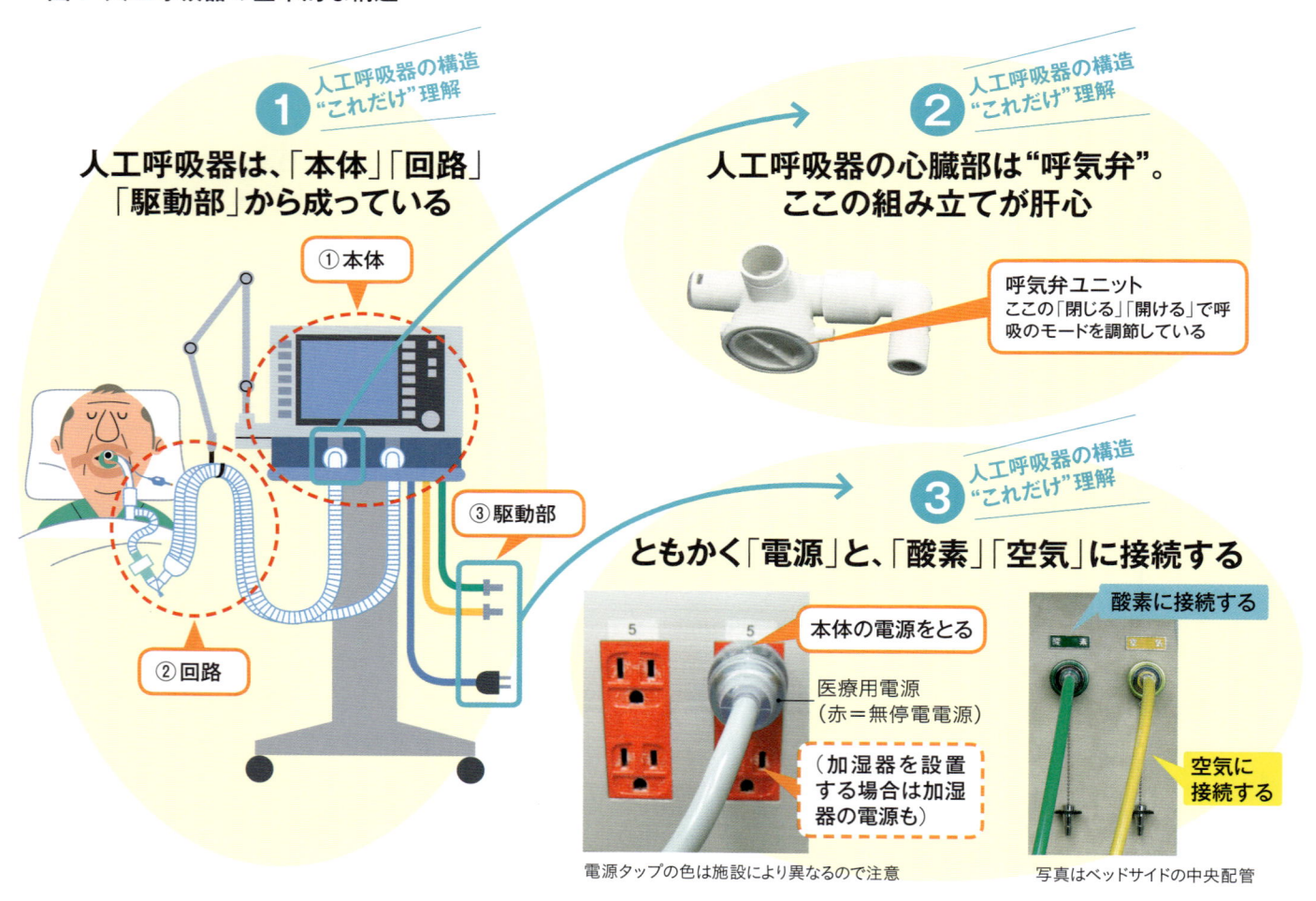

1 人工呼吸器の構造 "これだけ" 理解

人工呼吸器は、「本体」「回路」「駆動部」から成っている

① 本体

③ 駆動部

② 回路

2 人工呼吸器の構造 "これだけ" 理解

人工呼吸器の心臓部は "呼気弁"。ここの組み立てが肝心

呼気弁ユニット
ここの「閉じる」「開ける」で呼吸のモードを調節している

3 人工呼吸器の構造 "これだけ" 理解

ともかく「電源」と、「酸素」「空気」に接続する

本体の電源をとる

医療用電源
（赤＝無停電電源）

（加湿器を設置する場合は加湿器の電源も）

電源タップの色は施設により異なるので注意

酸素に接続する

空気に接続する

写真はベッドサイドの中央配管

人工呼吸器の基本的な構造

夜勤の人手が少ないとき、突然「人工呼吸器持ってきて！」と言われても困るものです。

「えー、人工呼吸器なんて触ったこともない」

「そんなこと言われても、そもそもどこにあるの？」

「持ってきたって、どうしていいのかわからないよ」

「ちょっとちょっと、こんな夜中に勘弁してよー」

「とりあえず持ってきたけど、これでいいのかなぁ？」

などなど、看護師さんの苦悩の声が届いてきそうです。

基本的な構造はカンタンなもの

人工呼吸器は、用途や種類が多く複雑に思えますが、基本的な構造は比較的簡単です（**図1-❶**）。大きく「本体」「回路」「駆動部」の3部門で構成されます。

人工呼吸器の動作は、どの機種でも、"吸気時に呼気弁が閉じられ""呼気時に呼気弁が開放される"ことにより換気を行うことができます（**図1-❷**）。この呼気弁の動作タイミングと吸気タイミングを制御することによって、さまざまな「モード」を設定しているのです。

主に必要な設備は、電源と医療ガス（酸素と空気、**図1-❸**）ですが、機種によって変わりますので確認しましょう。

呼吸回路の正しい組み立てがポイント

人工呼吸器を"正しく動作させる"には、呼吸回路を"正しく組み立てる"ことがカギになります。

人工呼吸器回路の組み立ての手順（ディスポーザブル）

 A 回路の準備

1 人工呼吸器回路を指示に合わせたタイプ（**タイプ①～③**）で準備します。

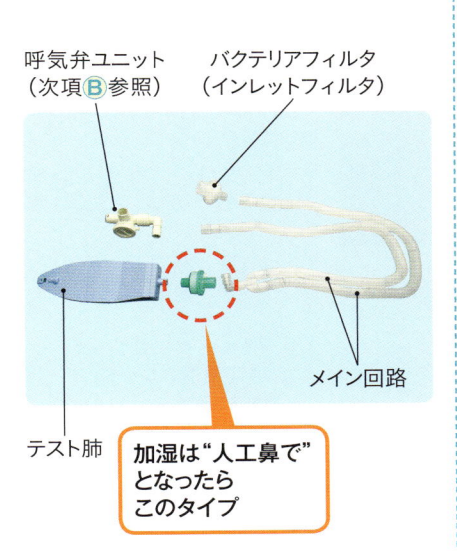

タイプ①
人工鼻使用回路

呼気弁ユニット（次項 **B** 参照）
バクテリアフィルタ（インレットフィルタ）
テスト肺
メイン回路

加湿は"人工鼻で"となったらこのタイプ

タイプ②
加温加湿器つき回路（ウォータートラップあり）

バクテリアフィルタ（インレットフィルタ）
加温加湿器
ウォータートラップ
回路 ⓐ
回路 ⓑ
回路 ⓒ
呼気弁ユニット
テスト肺　L字管
メイン回路

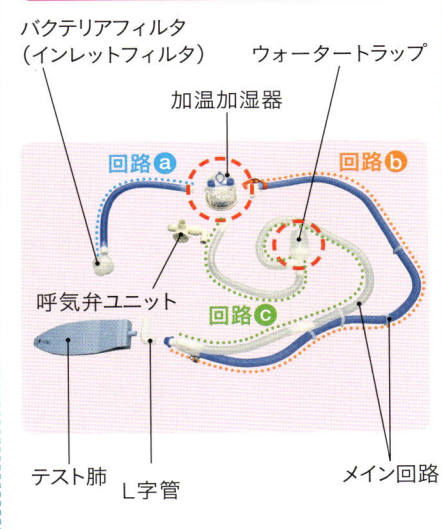

タイプ③
加温加湿器つき回路（ウォータートラップなし）

バクテリアフィルタ（インレットフィルタ）
加温加湿器
回路 ⓐ
回路 ⓑ
回路 ⓒ
呼気弁ユニット
テスト肺　L字管
メイン回路
※この回路では呼気回路に透水性の材料が使用されており、ヒーターも内蔵されている。そのためウォータートラップがない
ヒーターワイヤ

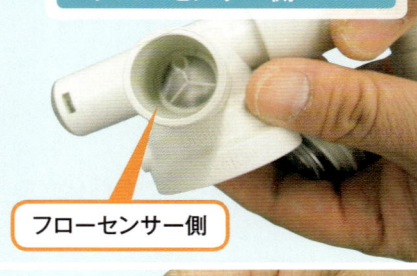

① 呼気弁ユニットの フローセンサー側

フローセンサー側

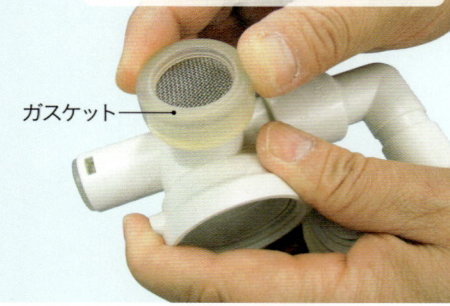

② ガスケットを装着する

ガスケット

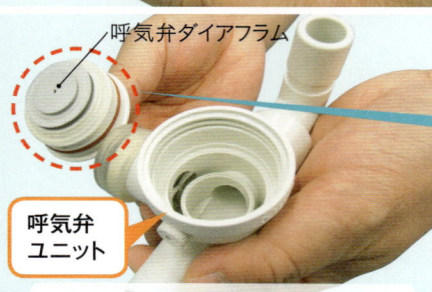

呼気弁ダイアフラム

呼気弁
ユニット

③ 呼気弁ダイアフラムの確認
● 破損・ゆがみがないかチェック

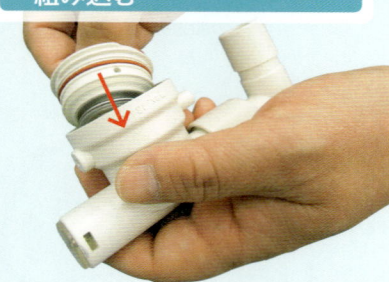

④ 呼気弁ダイアフラムを 組み込む

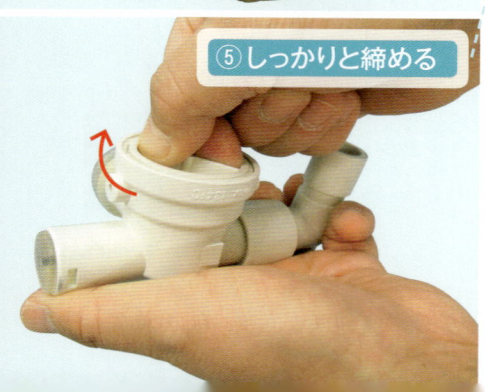

⑤ しっかりと締める

B # 呼気弁ユニットの組み立て

エビタXL（ドレーゲルジャパン株式会社）をもとに解説
手指消毒を行い、手袋の装着が必要

1 呼気弁ユニットのフローセンサー側（**写真①**）に、ガスケット（**写真②**）を装着します。

2 呼気弁ユニット（**写真③**）に、呼気弁ダイアフラムを組み込み（**写真④**）、しっかりと締めます（**写真⑤**）。

呼気弁ダイアフラム

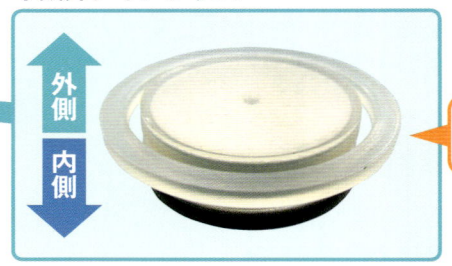

外側
内側

ここがモード調節
の心臓部

ポイント

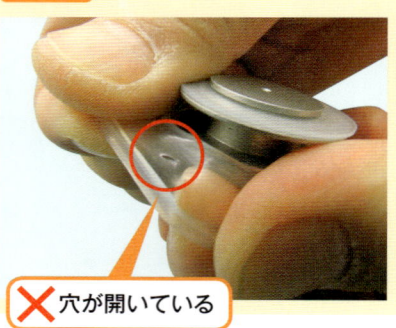

✗ 穴が開いている

● 多くの機種が呼気弁に「ダイアフラム」というシリコン製の薄い膜の弁を使用している
● このダイアフラムは丈夫であるものの、時おり穴が開いたり、ゆがんだりする
● 一見わかりにくいので、よく見て破損やゆがみがないか確認する

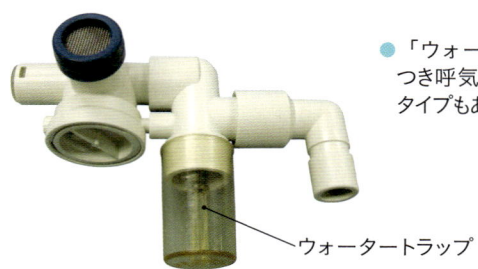

● 「ウォータートラップつき呼気弁ユニット」のタイプもある

ウォータートラップ

3 呼気弁ユニットを、人工呼吸器本体に取りつけます（**写真⑥**）。

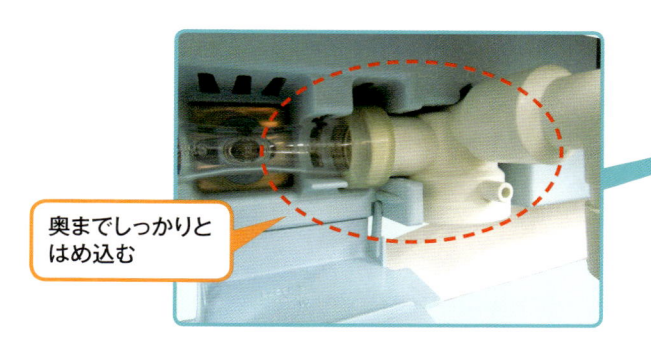

奥までしっかりとはめ込む

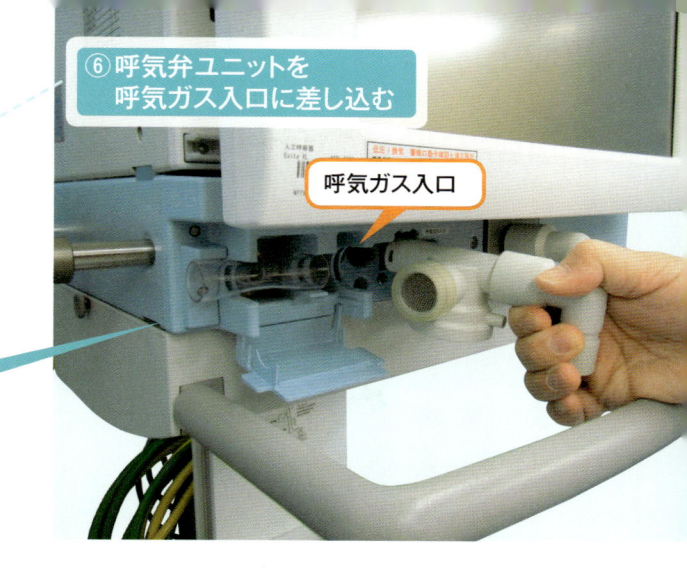

⑥ 呼気弁ユニットを呼気ガス入口に差し込む

呼気ガス入口

C **回路の取りつけ** 全回路共通

1 人工呼吸器本体の「呼気ポート（呼気ガス入口）」「吸気ポート（吸気ガス出口）」を確認します（**写真⑦**）。

2 吸気ポートにバクテリアフィルタ（インレットフィルタ）を取りつけます（**写真⑧**）。

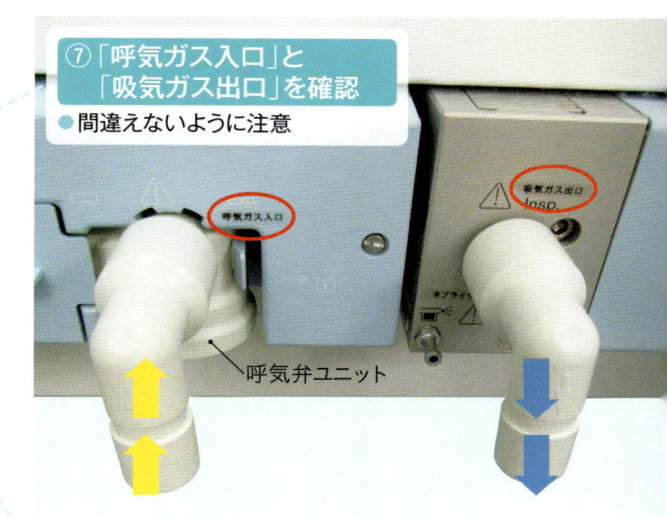

⑦「呼気ガス入口」と「吸気ガス出口」を確認
● 間違えないように注意

呼気ガス入口　吸気ガス出口

呼気弁ユニット

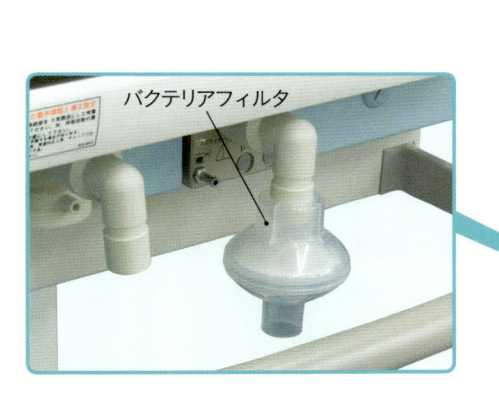

バクテリアフィルタ

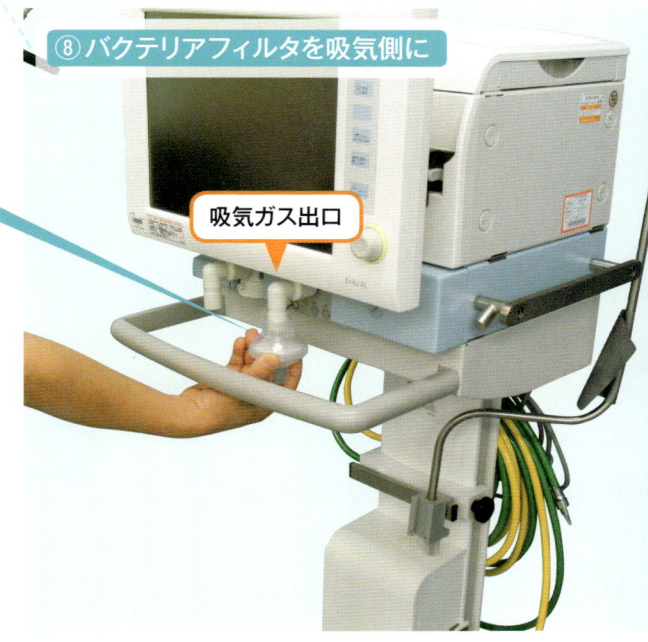

⑧ バクテリアフィルタを吸気側に

吸気ガス出口

回路の取りつけ
1. タイプ① 人工鼻使用回路

1 メイン回路をそれぞれ吸気ポート、呼気ポートへしっかりと奥まではめ込んで接続します（**写真⑨**、**写真⑩**）。

ポイント ● 人工鼻使用の回路には、「吸気側回路」と「呼気側回路」の区別はない（どちらを接続してもよい）

2 回路を、支持アームのホースホルダへはめ込みます（**写真⑪**）。

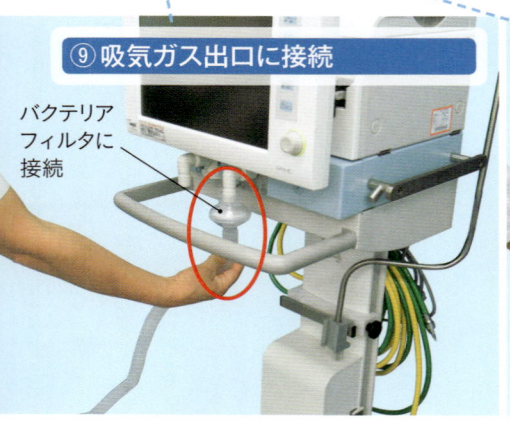

⑨ 吸気ガス出口に接続

バクテリアフィルタに接続

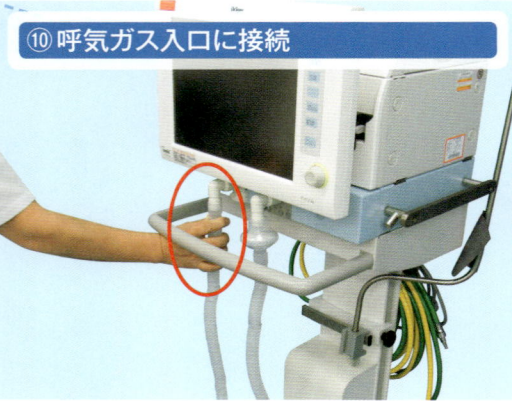

⑩ 呼気ガス入口に接続

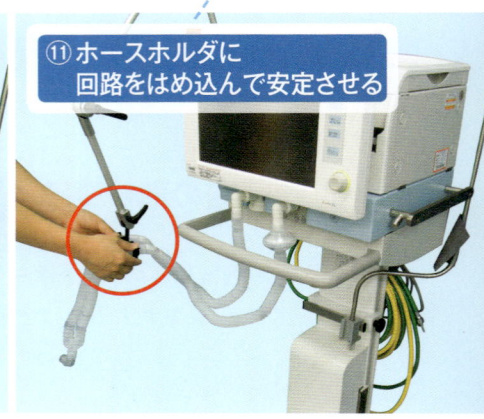

⑪ ホースホルダに回路をはめ込んで安定させる

3 人工鼻を、回路のY字管の先へ取りつけます（**写真⑫**）。

4 テスト肺を、人工鼻のさらに先へ取りつけます（**写真⑬**）。

5 完成（**写真⑭**）。

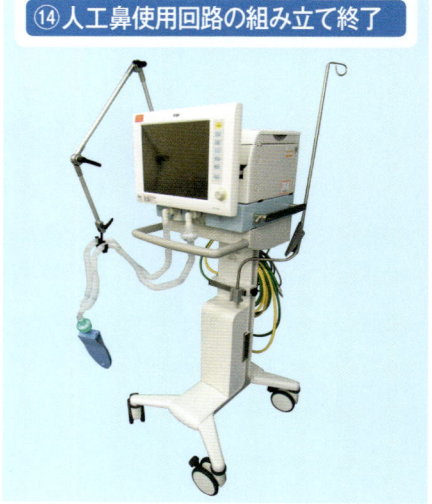

⑭ 人工鼻使用回路の組み立て終了

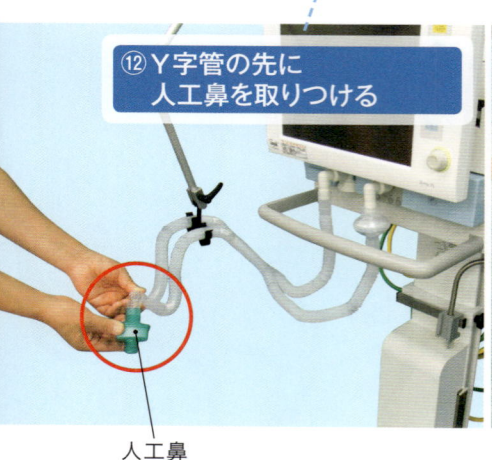

⑫ Y字管の先に人工鼻を取りつける

人工鼻

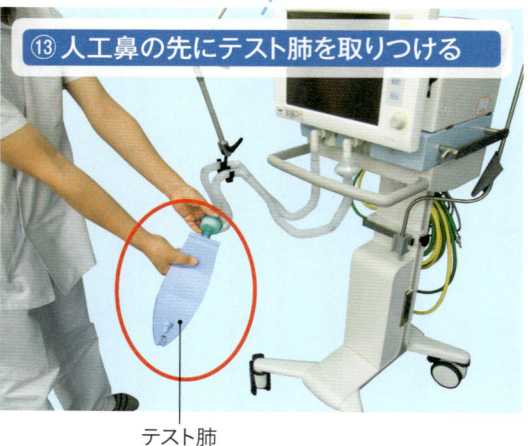

⑬ 人工鼻の先にテスト肺を取りつける

テスト肺

回路の取りつけ
2. タイプ② 加温加湿器つき回路（ウォータートラップあり）

1 加温加湿器のモジュールを、加温加湿器へ取りつけます（**写真**⑮）。

2 回路ⓐ（短いほう）を、吸気ポート（バクテリアフィルタ）へしっかりとはめ込みます（**写真**⑯）。

3 回路ⓐ（短いほう）のもう片方を、加温加湿器のモジュールへはめ込みます（**写真**⑰）。

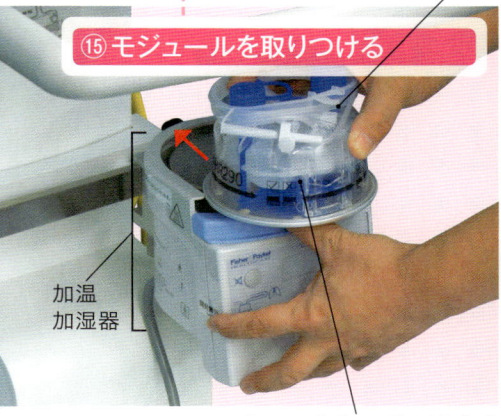

輸液回路（モジュールにセットされている）

⑮ モジュールを取りつける

加温加湿器

モジュール（ディスポーザブル）

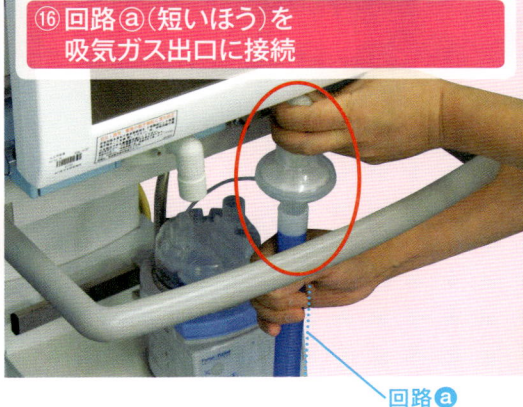

⑯ 回路ⓐ（短いほう）を吸気ガス出口に接続

回路ⓐ

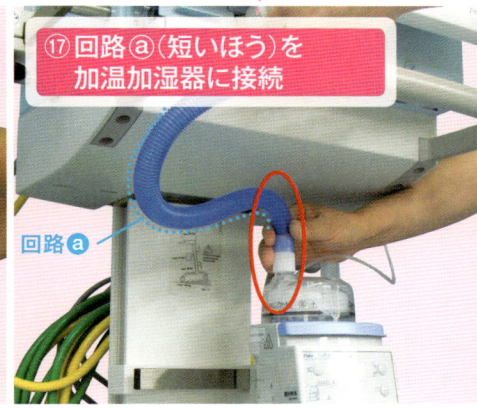

⑰ 回路ⓐ（短いほう）を加温加湿器に接続

回路ⓐ

4 回路ⓑ（長いほう）の吸気側（ウォータートラップがない部位）を、加温加湿器モジュールのもう片方へしっかりとはめ込みます（**写真**⑱）。

5 回路ⓒ（ウォータートラップがついている回路）の呼気側（長いほう）を、呼気ポートへしっかりとはめ込みます（**写真**⑲）。

6 回路を支持アームのホースホルダへはめ込みます（**写真**⑳）。

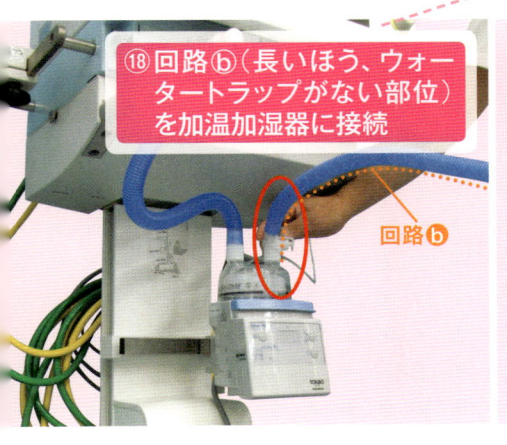

⑱ 回路ⓑ（長いほう、ウォータートラップがない部位）を加温加湿器に接続

回路ⓑ

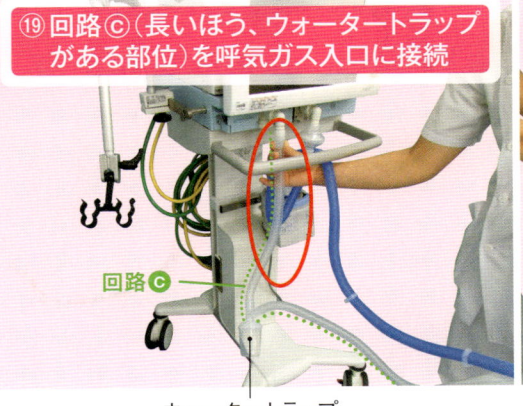

⑲ 回路ⓒ（長いほう、ウォータートラップがある部位）を呼気ガス入口に接続

回路ⓒ

ウォータートラップ

⑳ ホースホルダに回路をはめ込んで安定させる

7 テスト肺を、回路のY字管の先へ取りつけます（**写真㉑**）。

8 加温加湿器の温度センサを、各部位へ取りつけます（**写真㉒～㉔**）。

ポイント 取りつける箇所によって形状が異なる。しっかりと確認してから、奥まではめ込む

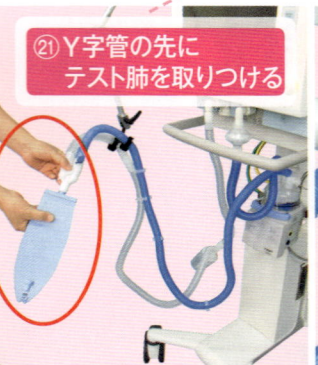

㉑ Y字管の先にテスト肺を取りつける

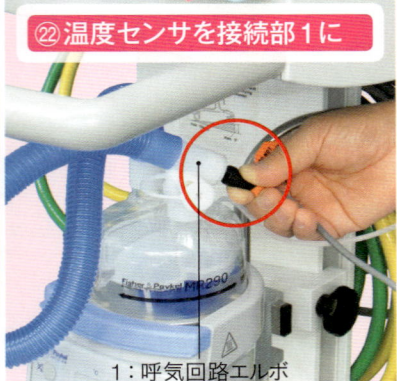

㉒ 温度センサを接続部1に

1：呼気回路エルボ

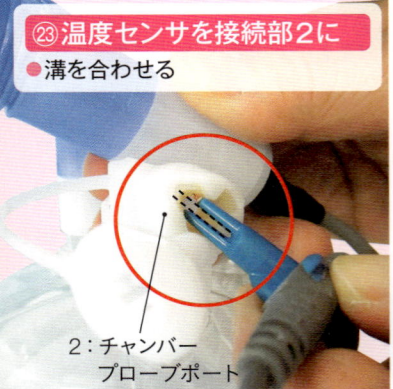

㉓ 温度センサを接続部2に
● 溝を合わせる

2：チャンバープローブポート

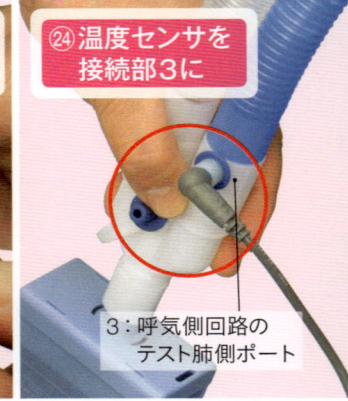

㉔ 温度センサを接続部3に

3：呼気側回路のテスト肺側ポート

ポイント

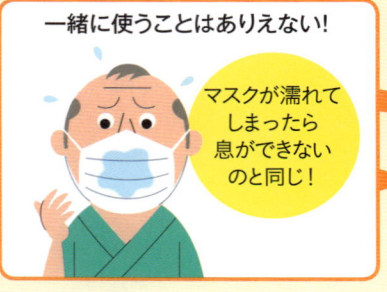

一緒に使うことはありえない！

マスクが濡れてしまったら息ができないのと同じ！

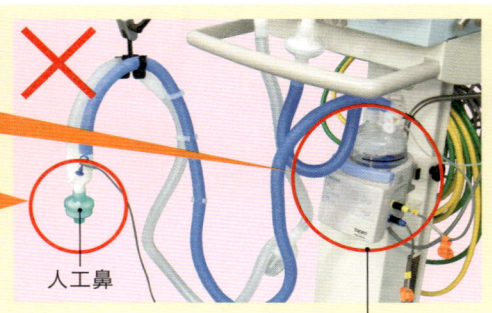

人工鼻

加温加湿器

● 加温加湿器つき回路では、人工鼻との併用は絶対に禁止
● 人工鼻が加湿されると、フィルタがビショビショに濡れた状態になって、空気が通りにくくなってしまう。そうなると換気ができなくなる

9 加温加湿器モジュールに付属している輸液回路を使って、モジュール内に蒸留水を満たします（**写真㉕**）。

10 完成（**写真㉖**）。

㉕ モジュール内に蒸留水を接続する

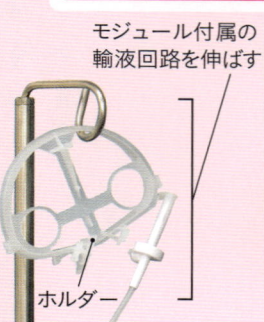

モジュール付属の輸液回路を伸ばす

ホルダー

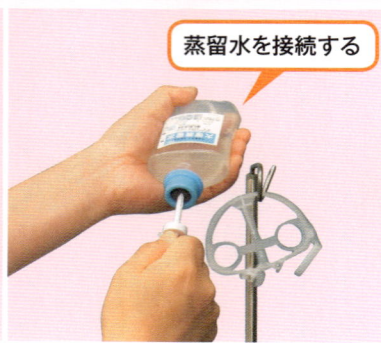

蒸留水を接続する

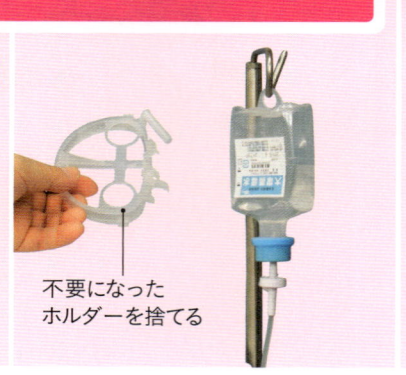

不要になったホルダーを捨てる

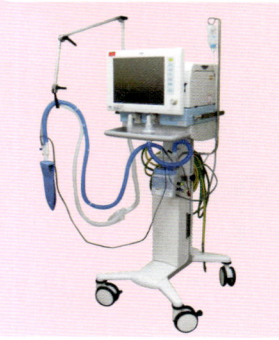

㉖ 加温加湿器つき回路（ウォータートラップあり）の組み立て終了

回路の取りつけ
タイプ③加温加湿器つき回路
（ウォータートラップなし）

1 組み立て方は、前記の「タイプ②」とほぼ同様です。完成形を示します（**写真㉗**）。

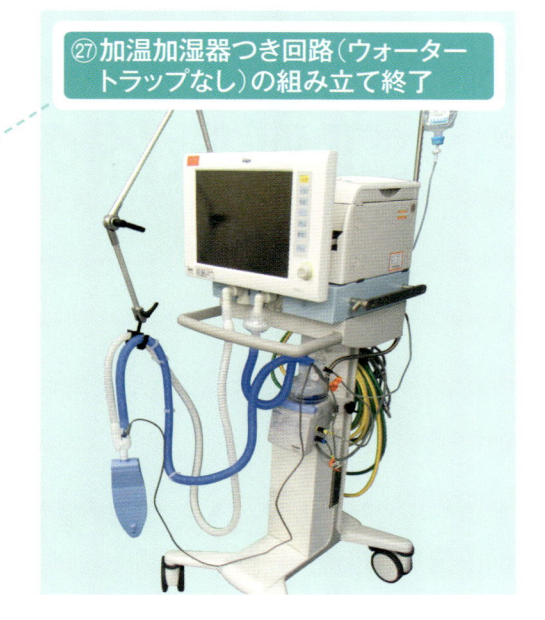

㉗加温加湿器つき回路（ウォータートラップなし）の組み立て終了

人工呼吸器の使用前の点検

①**自己診断テスト**：電源を入れると自己診断が行われます。現在販売されている人工呼吸器のほとんどは、この自己診断が問題なく通過すれば、機械本体は問題なく使うことができます。

②**リークテスト**：リークテストは、組み立てたメイン回路と呼気弁とが隙間なくしっかりと取りつけられているかを確認するためのテストです。もし漏れ（リーク）があると、人工呼吸器を正しく使用することができません。方法は機種によって異なります。確認しておきましょう。

③**稼働テスト**：テスト肺を装着して、実際に人工呼吸器を動かしてみましょう。大切なのは、設定通りの人工呼吸が行われているかどうかです。例えば「酸素濃度」「一回換気量」「PEEP圧（呼気終末陽圧）」などについて、設定値と実測値に差がないか確認します。

人工呼吸器装着後の点検

人工呼吸器装着後も、稼働テストと同様に、各設定値通りに実測値が測定されているかを確認します。

図2 ウォータートラップは"いちばん低い"位置に

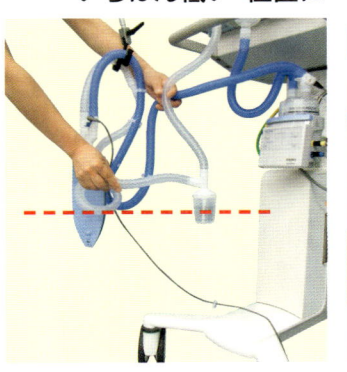

※本来はディスポーザブル手袋の装着が必要

図3 ウォータートラップからの水の廃棄

水が溜まったら開けて廃棄

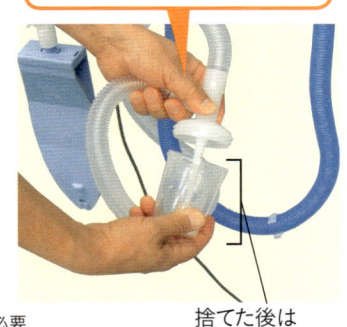

捨てた後は確実に接続する

装着後は、組み立てた回路のほかに、患者へ挿入されている気管チューブなども取りつけられるので、各接続部がしっかりとはめ込まれているかも確認します。

ウォータートラップつき回路では、ウォータートラップを回路のなかでいちばん低い位置に配置されるようにします（患者よりも低い位置にするようにします、**図2**）。

ウォータートラップに溜まった水分は、適宜、ウォータートラップを外して廃棄しましょう（**図3**）。

人工呼吸器の3つの基本モード

木原俊介

▶ 知っておきたい人工呼吸器「3つのモード」

人工呼吸器はどんな機種であっても、患者へ"空気を送って肺を膨らませ""肺がしぼんで空気を出す"という工程は一緒です。

ただ、この空気の送り方や戻し方が違うだけで、設定（モード）が変わっているだけなのです。そのため、モードが違っていても人工呼吸器が動作してさえいれば、「呼吸停止」という最悪の事態を招くことはありませんので安心してください。

人工呼吸器のモードは、大きく3つに分けられます（**図1**）。

人工呼吸器関連の本をいろいろ見てみると、どの本も「IPPV、CPPV、SIMV、CMV、PEEP、CPAP、BIPAP、APRV、IRV……」などと略語の連続で、読む前にあきらめてしまいますが、じつはそのどれもがこの3つの中に含まれます。

この3つは、Ⓐ→Ⓑ→Ⓒという順に、患者の自発呼吸の頻度（覚醒状態）によって段階的になっています。

Ⓐ 強制換気

文字通り、人工呼吸器によって強制的に換気（呼吸）を行うモードです。

このモードでは、人工呼吸器は設定した一回換気量や回数を忠実に再現するので、「呼吸ができていなかった」などという事態は招きません。

ただし、機械は設定通りにしか動作しないので、患者が自発呼吸を行ったとしても関係なく設定通りに動作してしまいます。

例えば、患者が息を吐こうと（呼気）していても人工呼吸器が吸気のタイミングであれば空気を送り込みます。吐こうとしているときに、空気を送られてくるので、肺がパンパンに膨れ上がって苦しくなります。そのため、このモードは自発呼吸が起こらない状態であることが前提となります（**図2**）。

最近の人工呼吸器はとても優秀なので、強制換気のモードで動作していても自発呼吸を感知すると換気を止めたり、補助したりしてくれる機能がついている機械が多くあって安全に動作してくれます。しかし、基本的には"設定通りのサイクルで機械的呼吸を行う"モードだということを念頭に置いてください。

強制換気は、別に「調節換気」（CMV：controlled mechanical ventilation）とも呼ばれます。

Ⓑ 強制換気＋自発呼吸補助

基本的には強制換気を行うが、自発呼吸が発生するとそれをサポートするモードです。

多くの人は、「Ⓐ」における"最近の優秀な人工呼吸器での強制換気と何が違うの？"と思われたのではないでしょうか。

じつは、最近の機械ではだいたい一緒です。昔の機械での強制換気モードでは自発呼吸を感知しなかったのですが、これが解消されてからは「Ⓐ強制換気」と「Ⓑ強制換気＋自発呼吸補助」との境目がはっきりしなくなってきました。

ただし、このモードでは自発呼吸がある程度出現して

図1 基本的な3つのモード

Ⓐ 強制換気（コントロール）
＝設定通りのサイクルで機械的呼吸を行うモード

 モードの例

IPPV（intermittent positive pressure ventilation：間欠的陽圧換気）
CPPV（continuous positive pressure ventilation：持続陽圧換気）
IRV（inverse ratio ventilation：吸気呼気逆転換気）

Ⓑ 強制換気＋自発呼吸補助（アシスト/コントロール）
＝基本的には強制換気。自発呼吸が発生するとサポートするモード

 モードの例

IMV（intermittent mandatory ventilation：間欠的強制換気）
SIMV（synchronized intermittent mandatory ventilation：同期式間欠的強制換気）
MMV（mandatory minute volume ventilation：強制分時換気）

Ⓒ 自発呼吸補助
＝自発呼吸をもとにサポートするモード

モードの例

PSV（pressure support ventilation：圧補助換気）
CPAP（continuous positive airway pressure：持続性気道陽圧）
APRV（airway pressure release ventilation：気道圧開放換気）
BI(i)PAP（biphasic(bilevel) positive airway pressure：2相性気道陽圧）

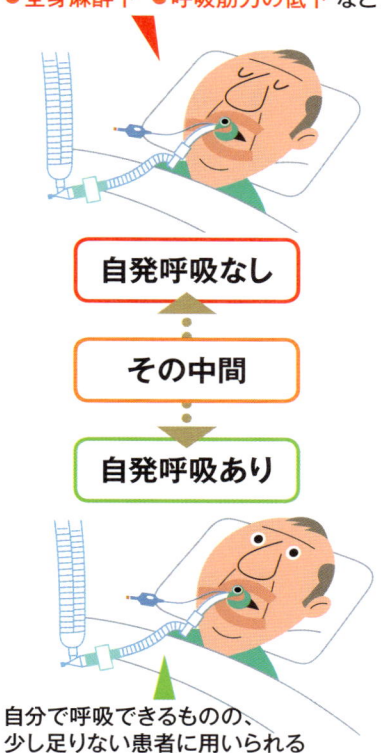

まったく自分で呼吸できない患者に用いられる
●全身麻酔下 ●呼吸筋力の低下 など

自発呼吸なし

その中間

自発呼吸あり

自分で呼吸できるものの、少し足りない患者に用いられる

図2 強制換気（調節換気：CMV）を理解するためのポイント

ストロー（＝回路）

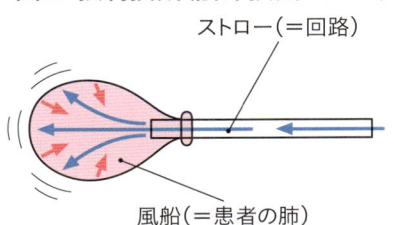

風船（＝患者の肺）

"自発呼吸がない"ことがポイント。自発呼吸が現れると、ファイティング（呼吸のぶつかり）が起こる

図3 強制換気＋自発呼吸補助（部分的補助換気：A/C）を理解するためのポイント

トリガー
（回路の空気の変化を感知し、追加の空気を送る）

人工呼吸器

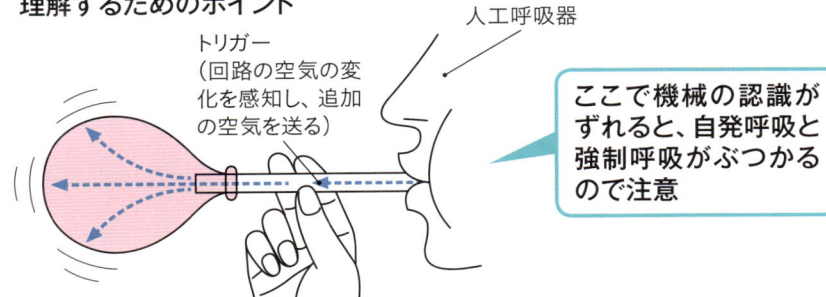

ここで機械の認識がずれると、自発呼吸と強制呼吸がぶつかるので注意

いて、自発呼吸が足りないぶんを強制換気で補足することを目的としています。「自発呼吸に合わせて、不足分を強制換気で補う」といったニュアンスのほうが近いです。

そのため、自発呼吸補助の換気をベースにした強制換気となっており、「Ⓐ強制換気」で行われる機械的な設定通りの換気ではなくなります。モードによって、自発呼吸を感知するタイミング（応答期）の範囲が決まっていたり、強制換気が自発呼吸のタイミングとはほとんど連動せずに行われる場合もありますので、その差に注意が必要です。

患者の自発呼吸を感知するために、必ず何かしらの「トリガー（引き金）」設定が必要です。このトリガーは、"人工呼吸回路内の空気の変化"を読み取りますが（図3）、機種によってそのトリガーが"空気の圧力（回路内圧、気道内圧）"だったり、"空気の流れ（吸気流速）"だったりします。機械がこの変化を読み間違えて、患者が自発呼吸を行っている最中に強制換気をしてしまう場合もあるので、このトリガー設定には細心の注意が必要です。患者の呼吸仕事量を減少させる目的が、逆に呼吸仕事量を増加させることになってしまいます。

せっかく「自発呼吸をサポートしつつ、強制換気を行うモード」にしているのですから、自発呼吸を尊重してサポートできるように設定しましょう。

強制換気＋自発呼吸補助は、別に「部分的補助換気」（A/C：assist/control ventilation）とも呼ばれます。

Ⓒ 自発呼吸補助

自発呼吸があって、その自発呼吸をサポートするモードです。

このモードでは強制換気は行わないので、自発呼吸がないことには始まりません。つまり自発呼吸が止まってしまうと換気も行われないので、"無"呼吸状態となってしまいます。

それはさすがに患者の生命にかかわる重大な事故につながってしまうので、設定したある一定時間以上自発呼吸が発生しない場合は、簡易的な強制換気が動作する機構が備えられています。"無呼吸を補うための保障"のような意味合いですので、もし無呼吸が継続するようであれば、「Ⓑ強制換気＋自発呼吸補助」や「Ⓐ強制換気」へ切り替える必要があります。

人が呼吸を行うにあたっていちばん疲れるところ（呼吸仕事量が大きいところ）は、じつは"息を吸い始めるところ"です。肺は息を吸って吐く間だけふくらんでいるので、ふくらんでいるときよりもしぼんでいる時間のほうが長いのです。このしぼんだ肺をふくらませる瞬間が、いちばん力を使います（図4）。

では、どうしたら楽に呼吸できるように補助できるかというと、「呼気のときに、肺を完全にしぼませない」ことが重要になります。息をいくら吐いても肺が完全にしぼまなければ容易に肺をふくらませることができるので、いちばん力を使うところでの仕事量が減り、体はだいぶ楽になります。このためには、気道内圧をある一定の陽圧に保つ必要があり、これを「PEEP（positive end-expiratory pressure：呼気終末陽圧）をかける」といいます。

PEEPは基本的には自発呼吸補助の根底となるものですが、「Ⓐ強制換気」や「Ⓑ強制換気＋自発呼吸補助」にもかけて、肺自体の仕事量を減少させるために使用されています。

自発呼吸補助のなかには、このPEEPの圧力を2段にして一定時間毎に繰り返すモードもあります。この「2段PEEP」は、PEEPの圧力や繰り返す時間をうまく設定すれば、「Ⓐ強制換気」にもなりうる便利な換気モードです。ただし、本来は「自発呼吸がある患者に対して、自発呼吸をサポートする」モードということを忘れないでください。

図4　自発呼吸補助（≒PEEP）を理解するためのポイント

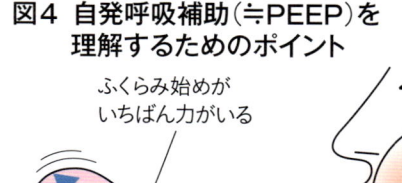

ふくらみ始めがいちばん力がいる

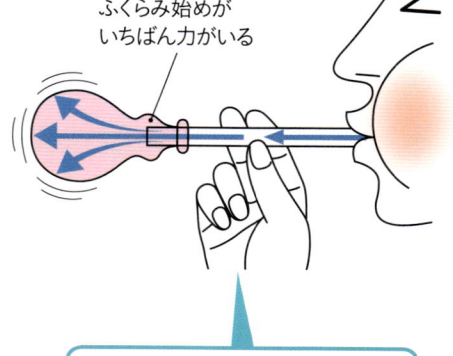

自発呼吸補助の"いちばんの助け"となるのがPEEP。ふくらませる瞬間の負荷を助けてくれる

これだけはチェックしたい「人工呼吸器のアラーム」

人工呼吸器は、動作していないと患者の生命にかかわる「生命維持管理装置」の1つですから、アラームの内容や種類が多いのは必然です。

アラームには、各モードとあわせて重要となる項目があります（**表1**）。それさえ紐づけて覚えれば、いざアラームが鳴ったときでも適切に対応できるようになります。

表1 モードとあわせて注意したいアラーム

一回換気量アラーム

[一回換気量のめやす]
- 成人：8～10mL/kg
- 小児：12～15mL/kg

状態・ポイント
- 1回の呼吸（換気）で"どれくらいの空気が吐かれているか？"を監視しています（吸気ではなくて"呼気"をみています）
- 一回換気量のめやすを上記に示します。どのモードでもしっかりとこの数値を確認しましょう

対応
- あまりにも表示されている値がおかしい場合は、フローセンサー（流量を測定するセンサー）の較正を行いましょう

換気回数アラーム

[換気（呼吸）回数のめやす]
- 12～15回/分

状態・ポイント
- 1分間で何回呼吸（換気）を行っているかを監視しています
- "総換気回数を表示する機種"と、"そのうち自発呼吸が何回あるか"を別に表示する機種があります
- 換気回数のめやすを上記に示します。自発呼吸がからむモード「**B** 強制換気＋自発呼吸補助」や「**C** 自発呼吸補助」では、総数と自発数とをしっかりと確認しましょう

対応
- あまりにも換気回数が多いと、低炭酸ガス血症から呼吸性アルカローシスになってしまうため、注意が必要です

分時換気量アラーム

状態・ポイント
- 1分間での呼吸量の総量を監視しています
- モード「**A** 強制換気」では、設定通りの換気になっているかを確認します
- モード「**B** 強制換気＋自発呼吸補助」では強制換気以外にどれくらい自発呼吸が発生していて、総量はどれくらいになっているかを確認します
- モード「**C** 自発呼吸補助」では、自発呼吸がしっかりと行われているかを確認します

気道内圧アラーム

状態・ポイント
- 本来の呼吸は、横隔膜が腹側へ下がって胸郭が大きくなり、胸腔内圧が陰圧になって中にある肺が引っ張られてふくらみます。そうなると肺や気道も陰圧になるので、空気を吸い込むことになります。胸腔や肺、気道の圧力は基本的に陰圧で、陽圧になったとしてもごくわずかに陽圧になるだけです
- 一方、人工呼吸では機械が空気を強制的に送り込んでなかば無理やり肺を押し広げているので、肺や気道は陽圧が基本です。陰圧が通常の状態であるのに、常に陽圧にさらされているだけでも負担になっているので、"過度に"陽圧にならないよう、十分に注意しなければいけません

回路内リークアラーム

状態・ポイント
- 人工呼吸回路に漏れ（リーク）がないかを監視しています
- 人工呼吸器から送った吸気の量と、患者から排出された呼気の量に"あまりにも"差があると、どこかで空気が漏れていることになります

対応
- 回路内リークアラームが出た場合は、各接続部がしっかりとはまっているか、気管チューブのカフに漏れがないかなどを確認してください

無呼吸アラーム

状態・ポイント
- 自発呼吸の間隔を監視していて、一定時間以上自発呼吸が検知されない場合にアラームが鳴ります
- モード「**C** 自発呼吸補助」では、しっかりと確認していないと、呼吸停止といった最悪の事態にもなりかねません

対応
- あまりにも発生頻度が高ければ、人工呼吸のモードを検討しなければなりません

酸素濃度アラーム

状態・ポイント
- 設定されたF_1O_2と、吸気で送り出す空気のF_1O_2とで差がないかを監視しています
- 高い酸素濃度が持続すれば酸素中毒の危険もあり、低い酸素濃度が持続すれば低酸素血症になる危険もあります。しっかりと確認しましょう

対応
- あまりにもおかしな値が表示される場合は、酸素センサーの較正を行ってみましょう

*もし理解しづらいことがあれば、筆者までお気軽に連絡してください。
　木原俊介　kihara@east.ntt.co.jp

事故を防ぐ　気管チューブの固定法
［写真でわかる］気管チューブ固定の手順

宮薗瑞帆

気管チューブ固定の基本

　気管チューブの固定位置が正しく設定されないと、深さによって片肺挿管や事故抜管などの危険性があります。リスク要因を**図1**に示します。

　門歯から気管分岐部までの長さは約25cm前後です。気管チューブ固定の最適部位は気管分岐部の2〜4cm上方となるため、気管チューブは18〜23cmの位置で固定されていることが多いと思います。

　解剖学的に右主気管支のほうが太くて短く、垂直方面に走行しています。これらの解剖学的理由から、深すぎたり浅すぎると図1のようなリスクを引き起こす場合があります。

　また、患者個々により気道の長さが異なるため、気管挿管されている患者は必ずX線画像で気管チューブの位置を確認する必要があります。

図1　固定位置によって生じる主なリスク

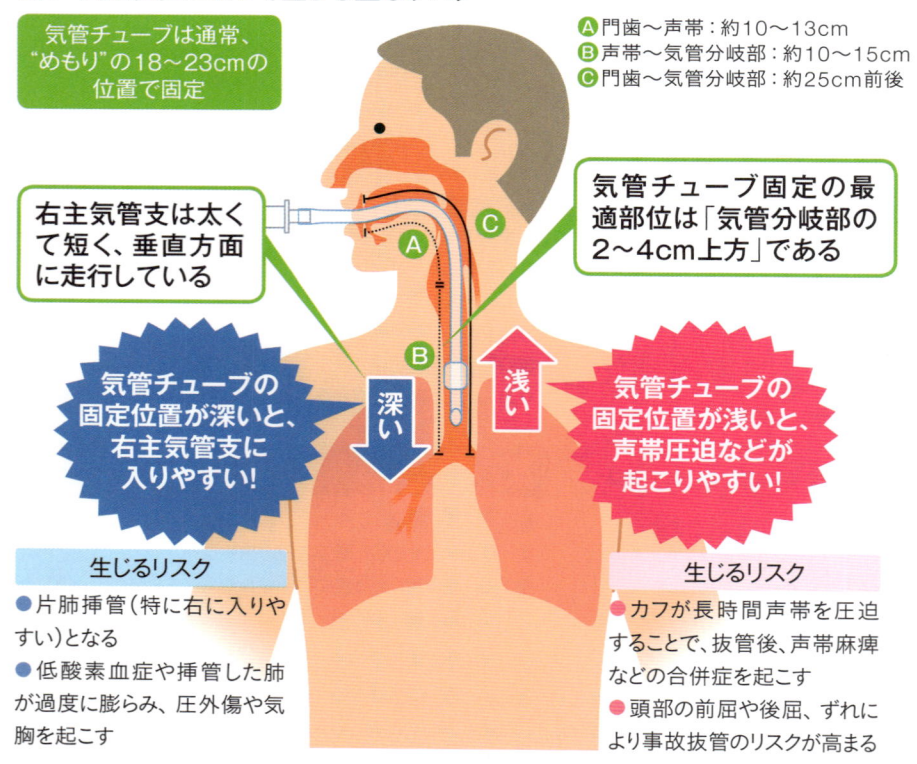

気管チューブは通常、"めもり"の18〜23cmの位置で固定

Ⓐ 門歯〜声帯：約10〜13cm
Ⓑ 声帯〜気管分岐部：約10〜15cm
Ⓒ 門歯〜気管分岐部：約25cm前後

右主気管支は太くて短く、垂直方面に走行している

気管チューブ固定の最適部位は「気管分岐部の2〜4cm上方」である

気管チューブの固定位置が深いと、右主気管支に入りやすい！

気管チューブの固定位置が浅いと、声帯圧迫などが起こりやすい！

生じるリスク
- 片肺挿管（特に右に入りやすい）となる
- 低酸素血症や挿管した肺が過度に膨らみ、圧外傷や気胸を起こす

生じるリスク
- カフが長時間声帯を圧迫することで、抜管後、声帯麻痺などの合併症を起こす
- 頭部の前屈や後屈、ずれにより事故抜管のリスクが高まる

気管チューブ固定の手順

A 実施前

1 X線画像で気管チューブ固定の確認を行い、現在固定されている長さを"めもり"で確認します。

2 患者の状態を観察し、気管チューブ固定の方法やバイトブロックが必要か判断します（**表1**）。また、皮膚脆弱・損傷を認める場合には、皮膚保護剤・保湿ローションなどを準備しておきます。

B 実施の実際
（ここでは、病棟でよく行われる「四面固定方法」（p.23、図2）で解説）

1 分泌物の貯留があれば、先に口腔・気管内の吸引を行います。また、男性の場合、剃れるひげは除去しておきます（**写真①**）。

2 気管チューブの固定・位置の移動は原則2人以上で行い、1人はチューブが動かないよう保持に専念します（**写真②**）。

ポイント	●保持している手を患者の下顎に固定すると、安定性が強化できる

❌ 悪い例

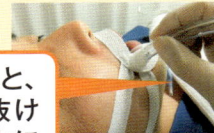

> 浮いた状態で保持すると、患者が動いたときに"抜ける"、または"押し込む"ことになり、医療事故につながる

表1 バイトブロック使用の適応

使用目的
●咬合により気管チューブが閉塞・損傷することを防ぐ

使用時に生じるリスク
●形状や硬さが原因で、口腔や口唇を圧迫し、潰瘍を形成するリスクがある
●違和感からバイトブロックを押し出そうとして、固定が緩み、事故抜管につながるリスクがある

不要な患者の例
●歯牙がない、または歯牙欠損している
●重度の意識障害
●鎮静されており咬合の可能性が低い
●意識が清明であり咬合の可能性がない　など

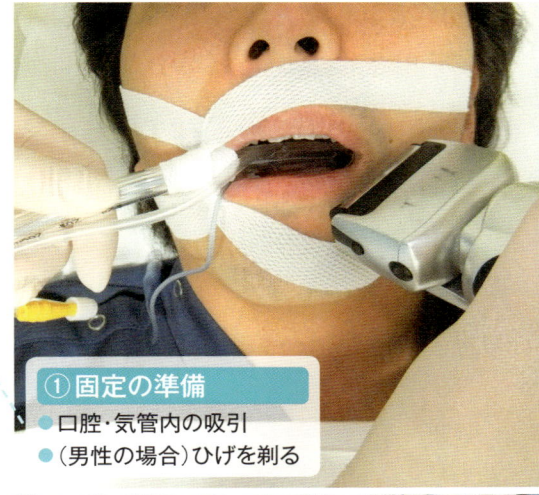

① 固定の準備
- 口腔・気管内の吸引
- （男性の場合）ひげを剃る

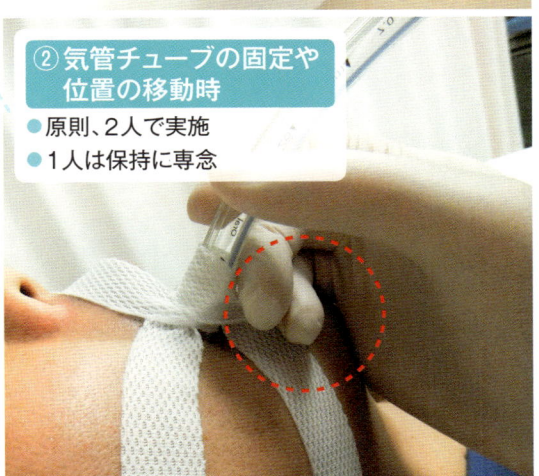

② 気管チューブの固定や位置の移動時
- 原則、2人で実施
- 1人は保持に専念

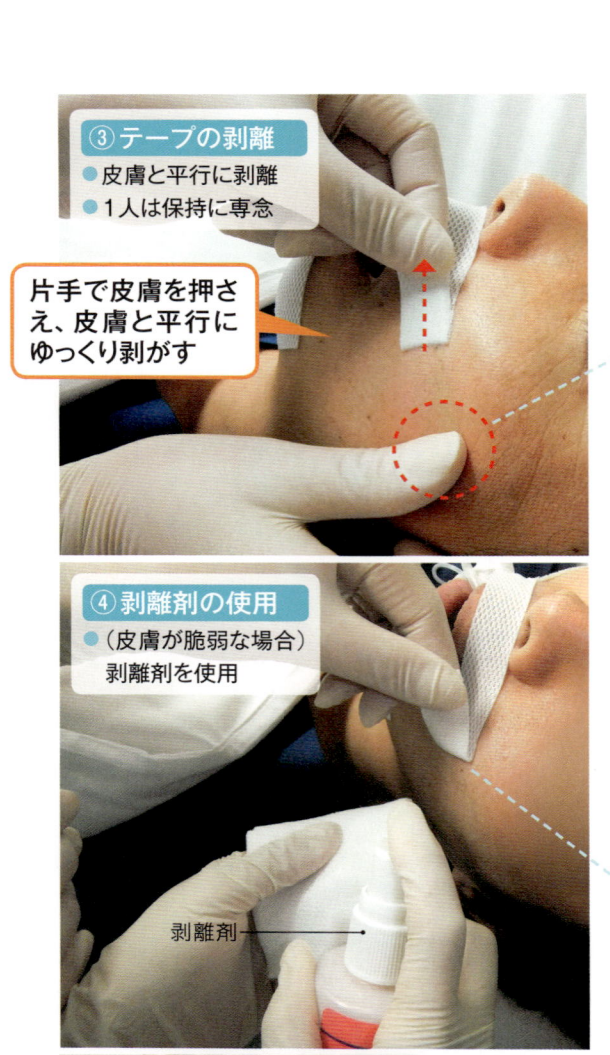

③ テープの剥離
- 皮膚と平行に剥離
- 1人は保持に専念

> 片手で皮膚を押さえ、皮膚と平行にゆっくり剥がす

④ 剥離剤の使用
- （皮膚が脆弱な場合）剥離剤を使用

剥離剤

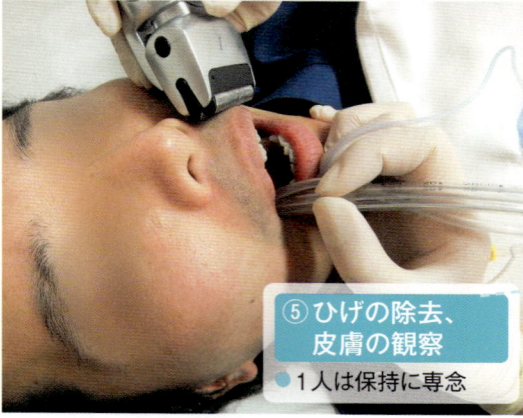

⑤ ひげの除去、皮膚の観察
- 1人は保持に専念

3 テープを剥がすときには、チューブを保持していないほうの1人が行います。

> **ポイント** ■テープを剥がすときは、片手で皮膚を押さえ、皮膚と平行（150〜180度折り返す）にゆっくりと剥がすと皮膚の損傷を軽減できる（**写真③**）

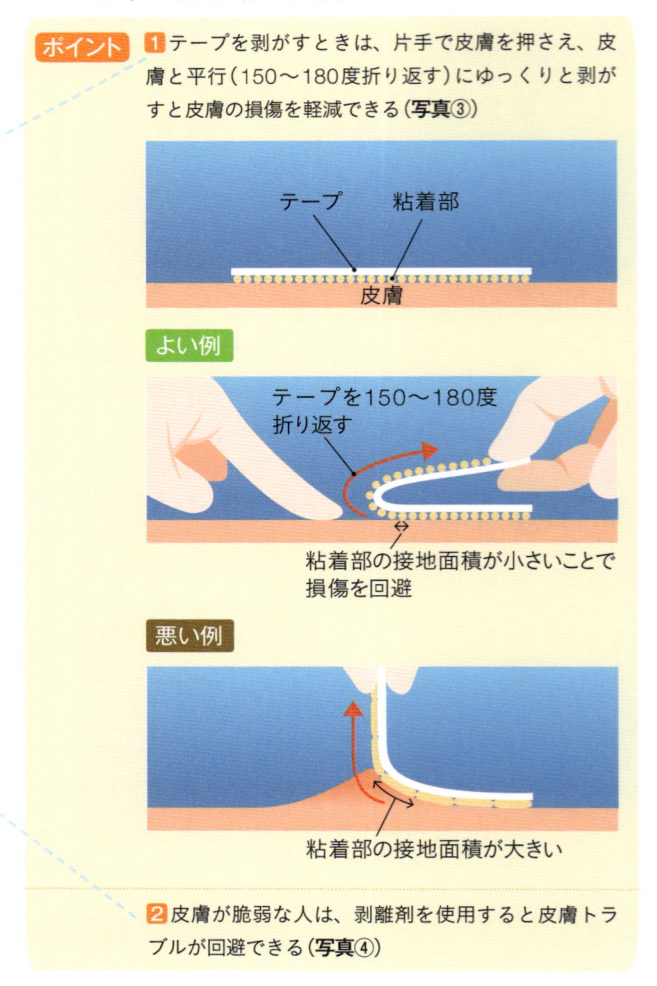

テープ　粘着部
皮膚

よい例

テープを150〜180度折り返す

粘着部の接地面積が小さいことで損傷を回避

悪い例

粘着部の接地面積が大きい

> ■皮膚が脆弱な人は、剥離剤を使用すると皮膚トラブルが回避できる（**写真④**）

4 剃り残したひげを除去し、清拭後に皮膚の観察を行います（脂性肌の場合は、石けん清拭やアルコール綿で脱脂する）。

> **ポイント** ● 必ず、1人は気管チューブが動かないよう保持に徹する（**写真⑤**）

5 固定位置が同じになるように、気管チューブを移動させます。このとき、気管チューブを押し込みまたは引き抜くと、医療事故につながる危険性があるため、慎重に行います。

ポイント ●気管チューブがたわむことがあるため、指を使いチューブの根もとを一緒に移動させる（**写真⑥**）
●咬まれることがあるので、バイトブロックを挿入して注意しながら行う（★）

6 皮膚障害や皮膚脆弱な場合は、気管チューブやバイトブロックが当たる部位に皮膚保護剤を貼付します（**写真⑦**）。また、使用後でもテープ固定ができる保湿ローション（セキューラ®MLなど）を塗布すると皮膚トラブルを軽減できます。

ポイント ●皮膚保護剤をカットするときは最小限の大きさとし、口角の外側と内側の部位に切り込みを入れると折り込みやすく、取れにくくなる

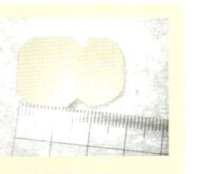

●皮膚が脆弱、装着が長期間になる患者などは、症状を認めていなくても早めに対応することで皮膚トラブルを回避できる

7 テープを固定する際は、実施前に確認した"めもり＝長さ"であることを確認します。テープを直接貼る前に、テープ先端を頬骨の上（もしくはその周辺）に置き、チューブに向かう角度と長さを調整し確認します。その後、テープを伸展させずにしわやたるみなどの凹凸に合わせ、なじませながら貼っていきます（**写真⑧**）。

ポイント ●口を動かすときに主に動くのは下顎である。下顎の近くに貼るほど皮膚の動きが大きくなり、緩みの原因となる
●テープを貼るときは、チューブの位置へ向かって貼る角度も重要であり、ずれが生じるとうまく固定できない
●流涎などで汚染される場合には、その部位は避けて貼る
●伸展させて貼るとテープが浮きやすく剥がれやすい。さらに皮膚障害を招く

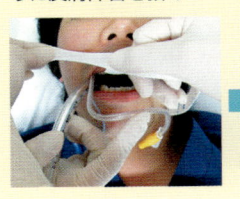 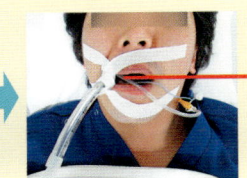 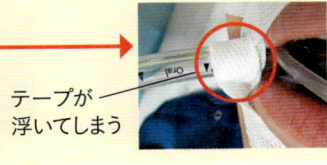

テープが浮いてしまう

テープを伸展した場合、写真のように皮膚が片寄る

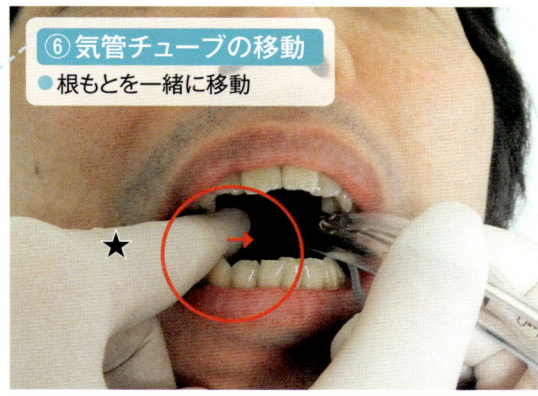

⑥ 気管チューブの移動
●根もとを一緒に移動

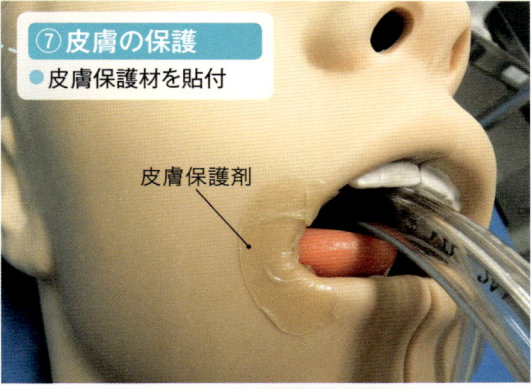

⑦ 皮膚の保護
●皮膚保護材を貼付

皮膚保護剤

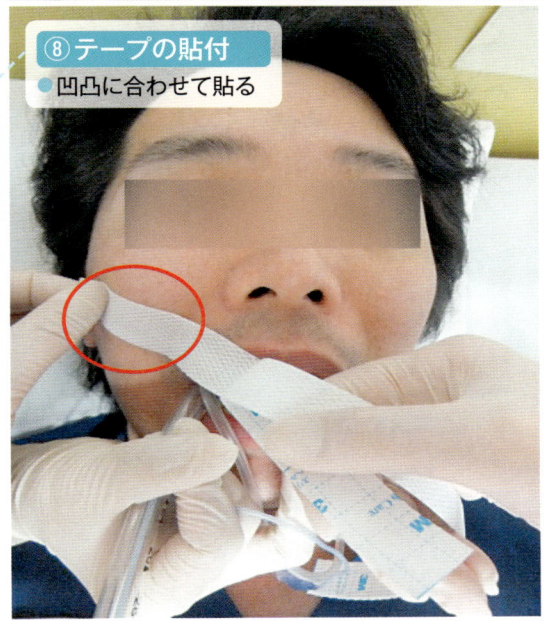

⑧ テープの貼付
●凹凸に合わせて貼る

8 テープを気管チューブに巻き付けるときは、チューブの浮き沈みを予防するため、チューブとテープが水平となるよう根もとに2回巻き付けます（**写真⑨**）。

ポイント ●テープを指でしっかりなじませながら貼るときれいに貼ることができる

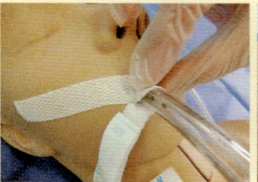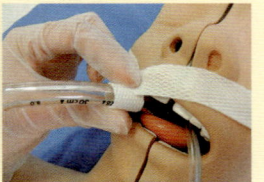

⑨テープの巻き付け
●チューブとテープが水平となるように

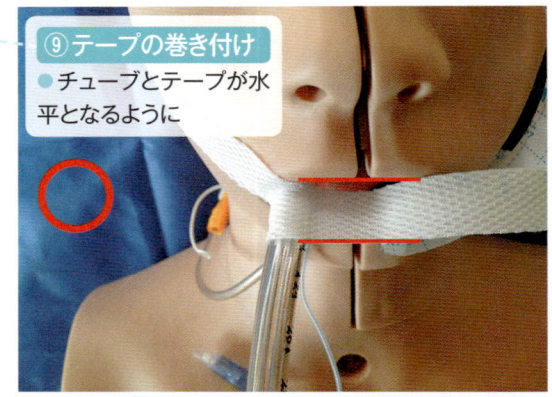

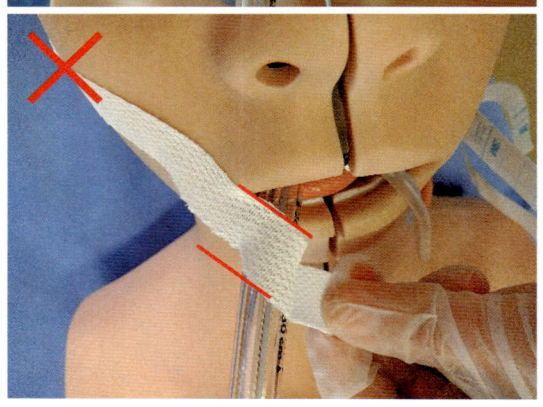

Attention

ハサミは固定後に使わない

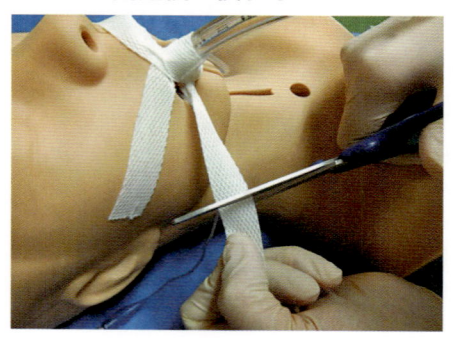

●テープ固定調節のためハサミを使用した際、誤ってカフチューブを切断する医療事故が生じている。固定する前にテープの長さを確認し、固定後ハサミを使うことがないようにする

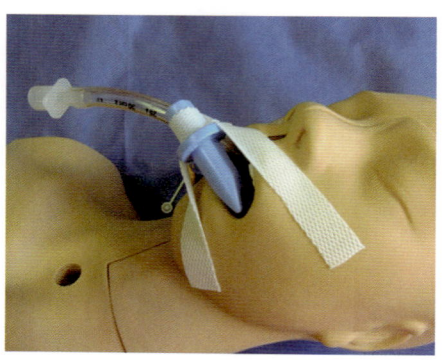

●一緒に止めるとバイトブロックを押し出した際、気管チューブも一緒に抜けてしまう危険性がある

バイトブロックが必要な場合

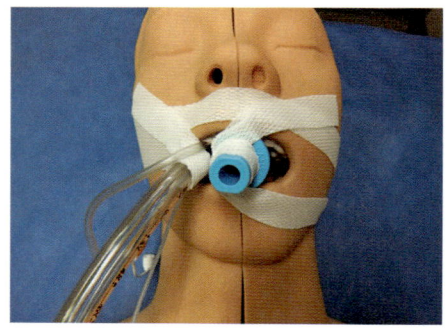

●バイトブロックが必要と判断した場合は、バイトブロックと気管チューブを別々に固定する

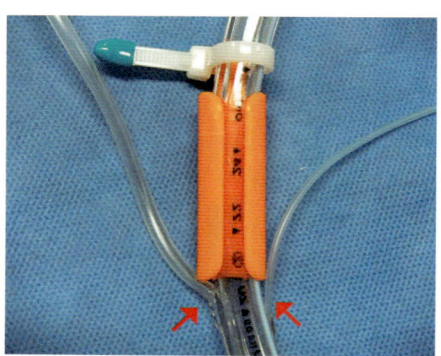

●筒型のバイトブロックを使用する場合、スリットの部分にカフチューブを挟んだり、押し込みによる接続部（矢印の部分）の損傷を起こす可能性があるため注意が必要

図2 気管チューブの固定（四面固定方法）

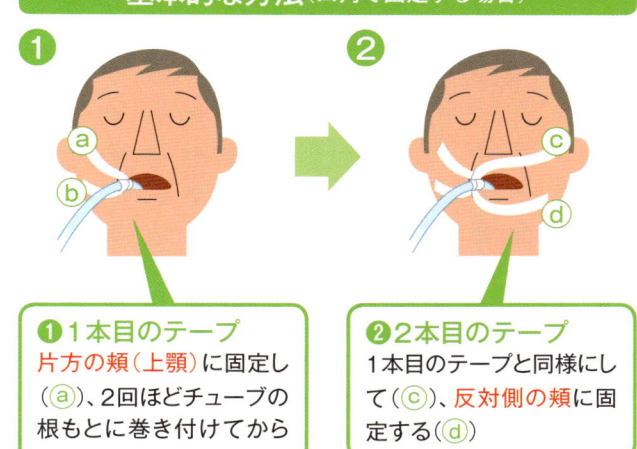

基本的な方法（口角で固定する場合）

❶ 1本目のテープ
片方の頬（上顎）に固定し（ⓐ）、2回ほどチューブの根もとに巻き付けてから下顎に固定する（ⓑ）

❷ 2本目のテープ
1本目のテープと同様にして（ⓒ）、反対側の頬に固定する（ⓓ）

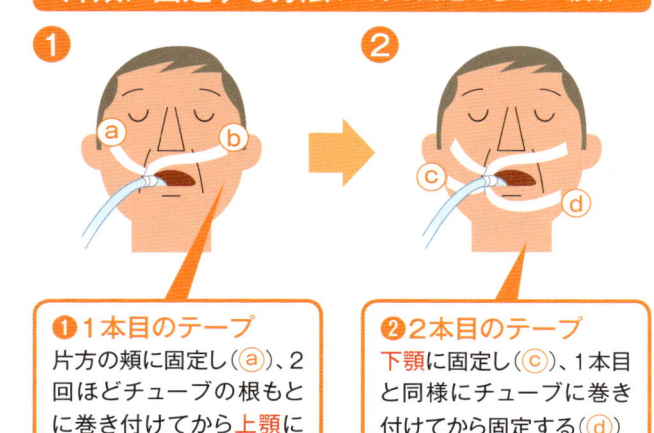

片頬に固定する方法（口角で固定できない場合）

❶ 1本目のテープ
片方の頬に固定し（ⓐ）、2回ほどチューブの根もとに巻き付けてから上顎に固定する（ⓑ）

❷ 2本目のテープ
下顎に固定し（ⓒ）、1本目と同様にチューブに巻き付けてから固定する（ⓓ）

- 口角や口腔内に潰瘍がある
- 動揺歯や歯の欠損などの影響がある
などの場合に行う

　気管チューブの固定には、さまざまな方法があります。主な方法を**表2**に示します。間違った固定方法を**図3**に示します。

宇都宮明美：挿管チューブの固定. 誰でもわかる人工呼吸器 はじめの一歩. 照林社, 東京, 2012：70. より引用

表2　主な気管チューブの固定方法

病棟でよく行われている方法（図2）

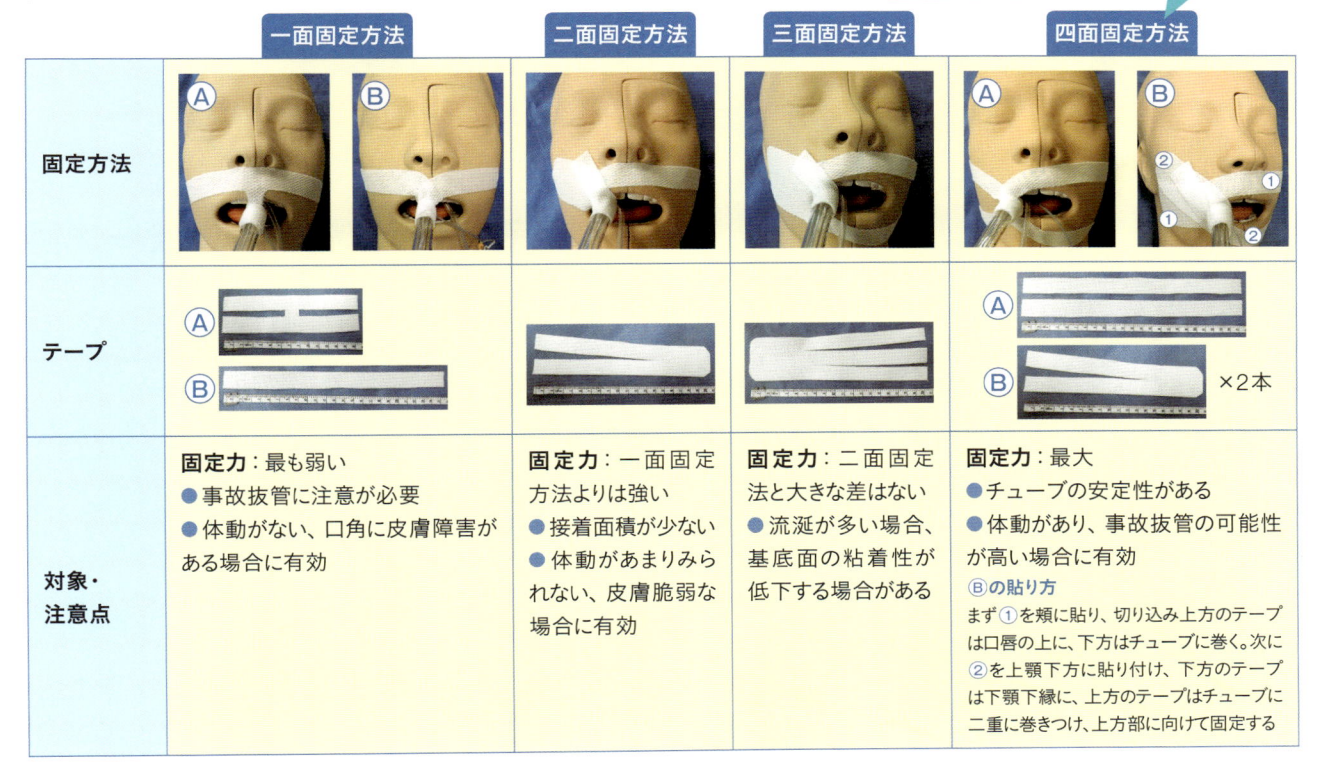

	一面固定方法	二面固定方法	三面固定方法	四面固定方法
固定方法	Ⓐ Ⓑ			Ⓐ Ⓑ
テープ	Ⓐ Ⓑ			Ⓐ Ⓑ ×2本
対象・注意点	**固定力**：最も弱い ● 事故抜管に注意が必要 ● 体動がない、口角に皮膚障害がある場合に有効	**固定力**：一面固定方法よりは強い ● 接着面積が少ない ● 体動があまりみられない、皮膚脆弱な場合に有効	**固定力**：二面固定法と大きな差はない ● 流涎が多い場合、基底面の粘着性が低下する場合がある	**固定力**：最大 ● チューブの安定性がある ● 体動があり、事故抜管の可能性が高い場合に有効 **Ⓑの貼り方** まず①を頬に貼り、切り込み上方のテープは口唇の上に、下方はチューブに巻く。次に②を上顎下方に貼り付け、下方のテープは下顎下縁に、上方のテープはチューブに二重に巻きつけ、上方部に向けて固定する

図3 よくみる間違った固定方法

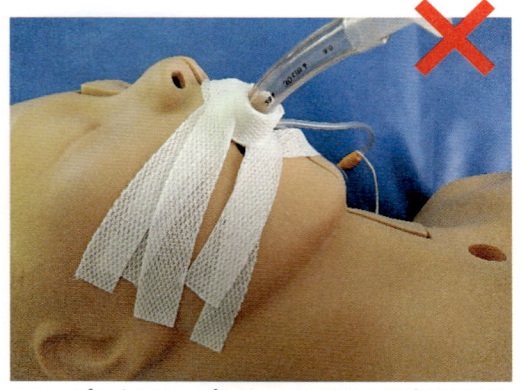

●テープの上にテープを貼っても固定の強度は得られにくい
●テープが重なった部位の粘着力は低下し、剥がれる要因になる

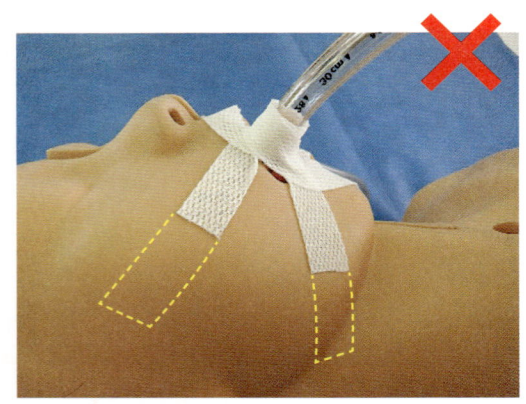

テープの規定面が極端に短い。
●固定力が弱く事故抜管のリスクが高い

● **切り込みを入れてテープを使用する場合**

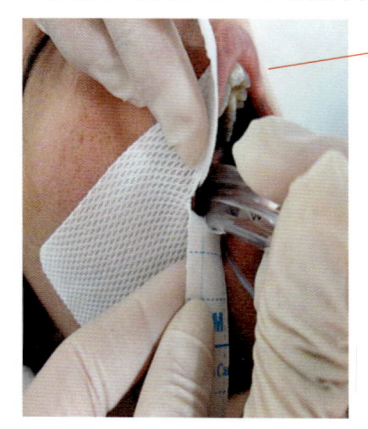

切り込みのところが口角にくるようにする。口角より遠くなると固定が緩みやすく、口角より内側になると流涎などで粘着性が低下し剥がれやすい

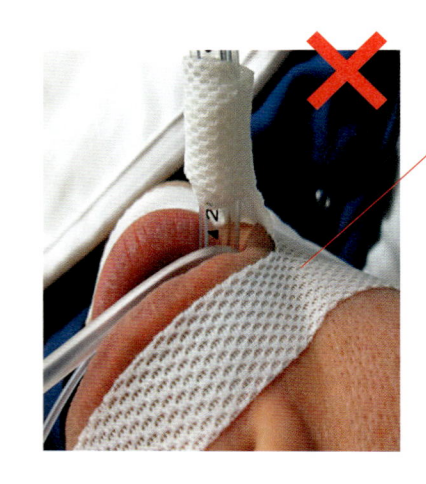

口角に寄せすぎると圧迫し皮膚障害を起こす原因になるため注意が必要

気管切開チューブの固定

　気管切開チューブの場合の固定方法は、主に2種類(ホルダー、ひもによる固定)があります。ここでは、固定時に気をつけたいポイントを紹介します(**図4**)。

　固定が緩すぎる場合、気管切開チューブが動いてしまい、気管粘膜を刺激して分泌物の増加につながることがあります。一方、固定がきつすぎる場合は、圧迫による皮膚障害のリスクがあるため十分注意しましょう。

気管挿管・気管切開チューブ固定による皮膚障害

　気管挿管が必要な患者は、生体に侵襲を受けた状態であり、生体防御機能が低下しています。また、皮膚のバリア機能が破綻することで、容易に皮膚障害を生じます。

　多くの皮膚障害は、主に粘着性固定テープ・固定具による物理的刺激で生じ、表皮剥離・びらん・潰瘍などがありますが、テープの素材でもアレルギーを起こす人もいます(**図5**)。

　これらを起こさないためにも、ポイントとなる点に注意し、日々患者の状態をアセスメントしながら、現在生じている状態に見合ったケアを実践することで、予防もしくは皮膚障害を最小限にとどめることが重要です。

図4 気管切開チューブ固定時に気をつけたいポイント

① ホルダーによる固定

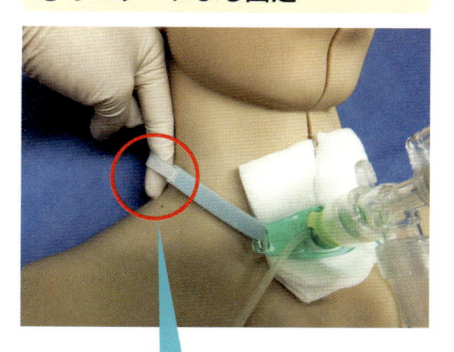

圧迫による皮膚障害を予防するために、**指1本入る程度の強さ**で固定する（ひもの場合も同様）

② ひもによる固定

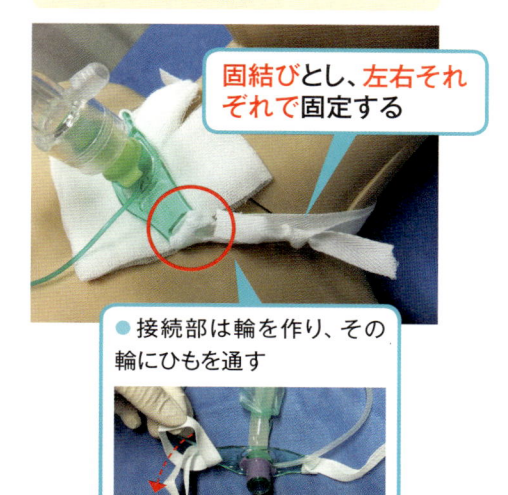

固結びとし、左右それぞれで固定する

● 接続部は輪を作り、その輪にひもを通す

図5 気管挿管・気管切開チューブの固定によって生じた皮膚障害の例

① 気管チューブの圧迫による障害例

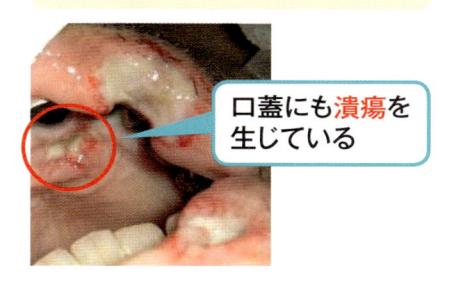

口蓋にも**潰瘍**を生じている

② 皮膚脆弱な患者のテープによる障害例

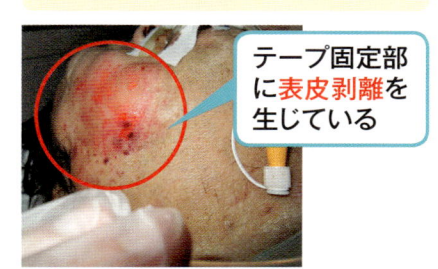

テープ固定部に**表皮剥離**を生じている

③ 気管切開チューブの固定が強く、圧迫で生じた障害例

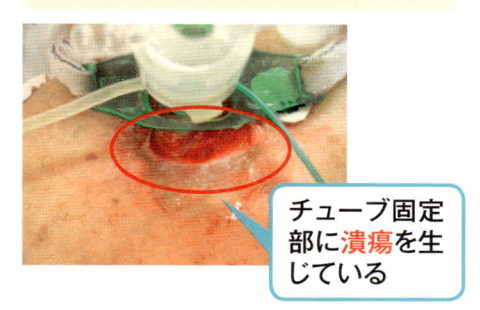

チューブ固定部に**潰瘍**を生じている

〈引用文献〉
1. 宇都宮明美：挿管チューブの固定. 誰でもわかる人工呼吸器 はじめの一歩. 照林社, 東京, 2012：70.

〈参考文献〉
1. 露木菜緒：初めての人が達人になれる 使いこなし人工呼吸器. 南江堂, 東京, 2012.
2. 石井はるみ：カラービジュアルで見てわかる！はじめてのICU看護. メディカ出版, 大阪, 2012.

人工呼吸器装着患者の フィジカルアセスメント

山口庸子

フィジカルアセスメントの実際

A **Step1 視診**
「全身」→「顔」→「首」→「胸」を観察する

 まずチェックしたい! 患者状態

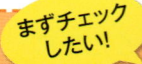 **全身**　異常な発汗はないか、全身の浮腫やチアノーゼはないか観察します。

 **顔**　「苦しそうな表情をしていない？」「チアノーゼはない？」「顔や眼球結膜はむくんでいない？」など、患者の表情を観察しましょう。
特に、人工呼吸器による陽圧換気下では胸腔内圧が高くなった状態にあり、心臓に戻る静脈還流量が減少し、顔面の浮腫が生じることがあります。

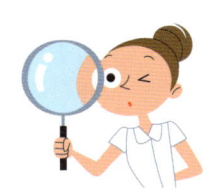

首

見るポイント❶ **胸鎖乳突筋の動きがないか**

　安静時呼吸では一回換気量の約8割は横隔膜の活動によってまかなわれ、残り2割は胸郭の拡大に伴う前後・左右径増大により補われています。

　しかし、呼吸筋に高度の疲労が生じたり、呼吸仕事量が増大している場合には、呼吸補助筋が使用されます。胸鎖乳突筋は呼吸補助筋の1つであり、頸部を観察して胸鎖乳突筋の動きがみられたら、呼吸状態の悪化が疑われます（図1）。

見るポイント❷ **頸動脈の怒張がないか**

　頸動脈は、右心系静脈血流と圧を反映しています。右心不全時に怒張がみられることがあります。

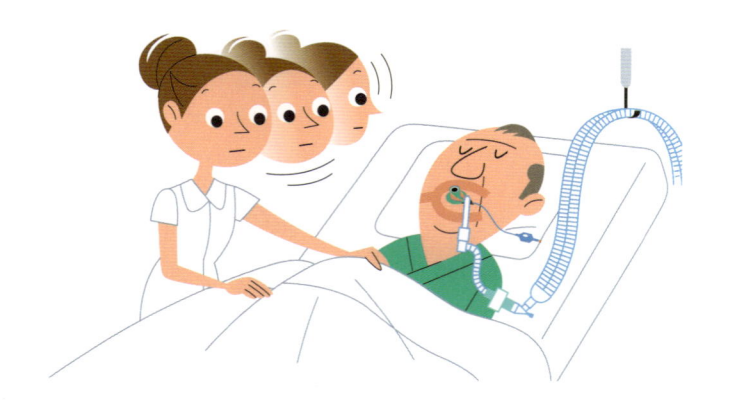

図1　胸鎖乳突筋の観察

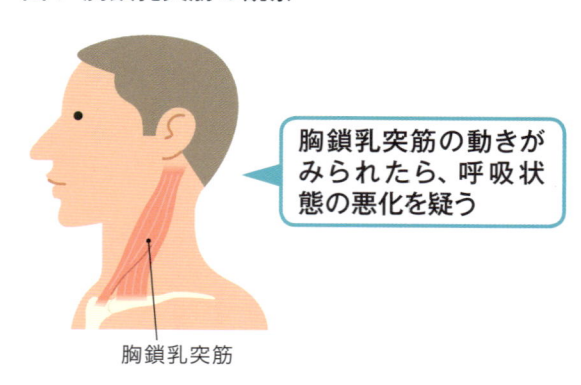

胸鎖乳突筋の動きがみられたら、呼吸状態の悪化を疑う

胸鎖乳突筋

胸部

見るポイント❸ 左右の動きが対称か

正常な胸郭では、形状も動きも左右対称です。左右対称でない場合は、動きが少ない肺側の異常（片肺挿管、無気肺、気胸など）が疑われます。

見るポイント❹ 呼吸パターンは正常か

呼吸回数、呼吸の深さ（一回換気量）、リズム、呼吸補助筋使用の有無（前項：首の視診を参照）などを観察します（**表1**）。

表1 呼吸パターンの正常・異常

	状態	呼吸の型
正常時	成人12〜18回/分、規則的	
無呼吸 (Apnea)	呼吸をしていない	
徐呼吸 (Bradypnea)	呼吸回数<10回/分	
頻呼吸 (Tachypnea)	呼吸回数>20回/分	
低呼吸 (Hypopnea)	一回換気量が正常より少ない	
過呼吸 (Hyperpnea)	一回換気量が正常より多い	
ビオー呼吸 (Biot's)	「短い促迫呼吸→無呼吸」が不規則に出現する状態	
クスマウル呼吸 (Kussmaul's)	異常に深くゆっくりした呼吸を周期的に繰り返している状態	
チェーン・ストークス呼吸 (Cheyne-Stokes)	「無呼吸→呼吸の深さ・回数の増加→過剰な換気→呼吸の深さ・回数の減少」を周期的に繰り返している状態	

あわせて確認しよう！

人工呼吸器との同調性

人工呼吸器との同調性を評価する際は、視診のみで判断するのではなく、触診・聴診も組み合わせながら全体的に評価していきます。

見るポイント❺ 患者の胸郭は動いているか

吸気と呼気時に患者の胸郭がしっかり動いているか、左右差はないかを観察します。

見るポイント❻ 呼吸のタイミングは合っているか

患者の呼吸と人工呼吸器の吸気・呼気のタイミングが合っているかを観察します。

見るポイント❼ 人工呼吸器からの吸気のタイミングは適切か

患者が吸気努力を始めてからすぐに、人工呼吸器が吸気を送り出しているかを観察します。もし、患者の吸気努力と人工呼吸器の吸気のタイミングがずれている場合は、患者の呼吸仕事量を増加させてしまう危険性があるので、人工呼吸器の感度が適切であるか確認する必要があります。

見るポイント❽ 吸気で胸郭・腹部は拡張するか

胸郭と腹部の動きでは、吸気で胸郭と腹部が拡張するかを観察します。

また、それが呼吸器と同調しているかどうかも観察します。横隔膜の疲労時や麻痺時には、吸気時に横隔膜が上がって腹部が落ち込み、呼気時に横隔膜が下がって腹部が上昇するParadoxical（逆説）呼吸（シーソー呼吸ともいう）となります。

見るポイント❾ 努力性呼吸がみられていないか

呼吸補助筋の使用、胸郭・肋間筋の陥没などの努力性呼吸がみられていないか観察します。人工呼吸器の設定が患者に合っていない場合、呼吸仕事量が増え呼吸補助筋の使用が認められる場合があります。

B Step2触診
胸郭の「動き」と「左右差」を把握する

触診を行う際は、手掌を温めてから実施するように配慮します。また、胸郭の触診は**図2**のように手掌全体を当てるように行います。

触るポイント❶　胸郭の動きに左右差がないか

胸郭の動きに左右差が認められるときは、片肺挿管や無気肺を疑います。

病変が小さくて視診上はわかりづらい場合でも、触診では動きのタイミングのわずかな遅れとして感じることがあります（**図3**）。

触るポイント❷　握雪感はないか

皮下気腫がある場合には、握雪感が感じられます。皮下気腫は気管切開患者のチューブトラブル、胸腔ドレーン留置時、気胸などによって生じることがあります。

ちなみに握雪感とは、胸郭表面の皮膚を指先で圧迫した際に、皮下で「プチプチ」「ギュッギュッ」などといった雪を手で握るような感覚のことです。

触るポイント❸　分泌物による振動（ラトリング）はないか

気道内に分泌物がある場合には、胸郭の触診時にラトリング（rattling）を感じることがあります。ラトリングとは、呼吸に伴って分泌物が移動することで、その振動が胸壁に伝達された状態のことです。

図2　触診時における手掌の当て方

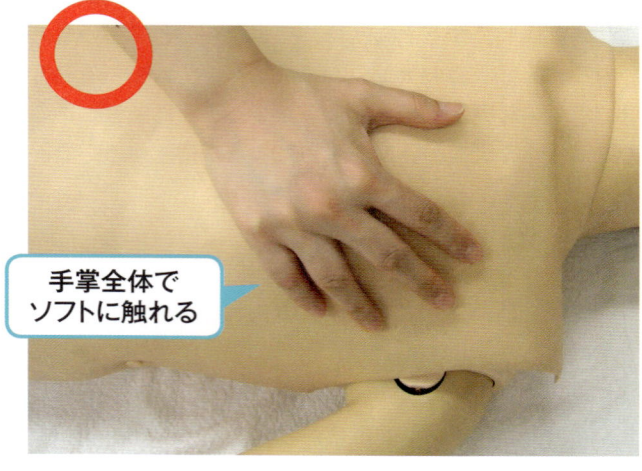

手掌全体で
ソフトに触れる

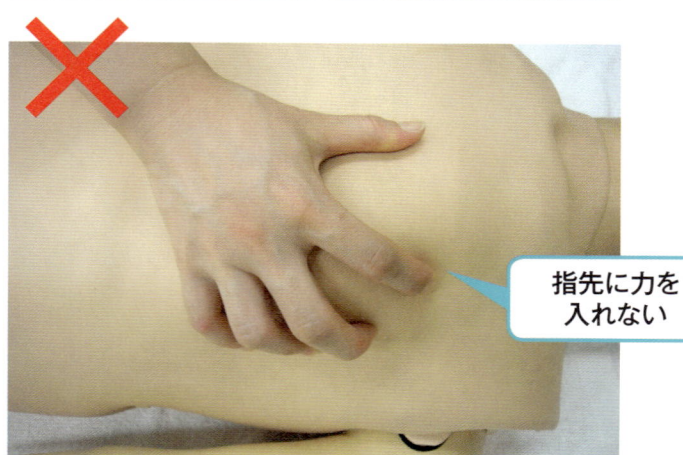

指先に力を
入れない

図3　胸郭の触診

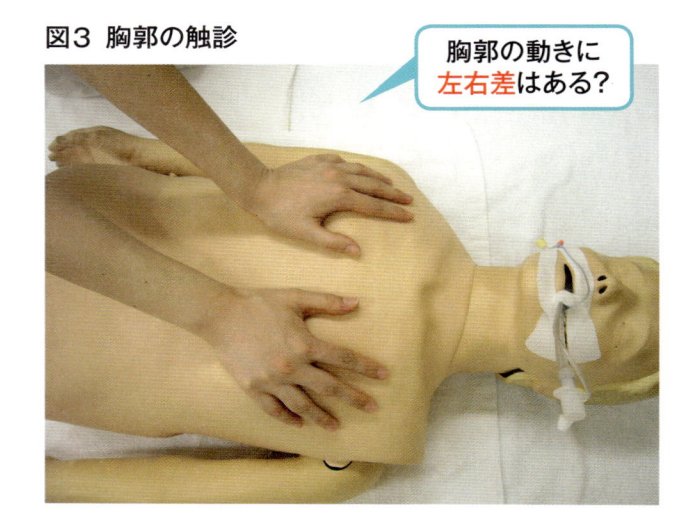

胸郭の動きに
左右差はある？

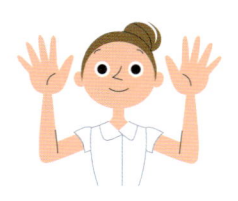

Step3聴診
「胸部」のほか、「頸部」と「背中」も聴診する

 胸部 聞くポイント❶ 同一部位・1サイクルを完全に聴取したか

　胸部に限らず、聴取は左右交互・対称的に行います。吸気と呼気の1サイクルを完全に聴取してから、次の聴診部位に移りましょう（**図4**）。

　異常呼吸音の分類と、考えられる原因を**表2**[1]に示します。

頸部 聞くポイント❷ 異常音はないか

　頸部の聴診は、「ザーザー」という大きな粗い音が聴取されます（**図5**）。

　気道閉塞や換気障害、肺炎がある場合には異常音が聴取されます。特に、中枢気管支の高音性の連続音は「ストライダー」と呼ばれます。これは上気道閉塞を示唆する所見であり、聴取した場合は緊急的対処が必要です。

背部 聞くポイント❸ 聴取時にマットレスと接してないか

　背部の聴診では、ベッドのマットレスを押し下げて聴診します（**図6**）。マットレスと聴診器が接していると、その摩擦音が副雑音として聴取されてしまう場合があるからです。

　背側の左肺下葉は、臥床時に心臓の裏側となり無気肺や肺炎を生じやすくなります。また、臥床による重力の影響によって背側に分泌物が貯留し、荷重側肺障害[*1]が生じやすくなります。

　人工呼吸器装着時の横隔膜の動きは、腹部臓器に圧迫されて背側の動きが低下します。そのため、背側の呼吸音は弱く聴取しにくいという特徴があります。

図4　前胸部の聴診方法（仰臥位）

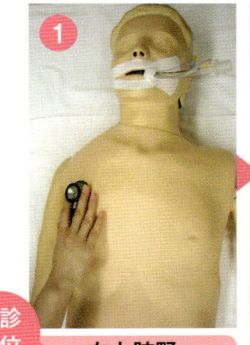 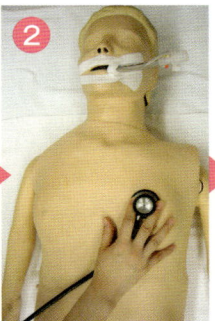 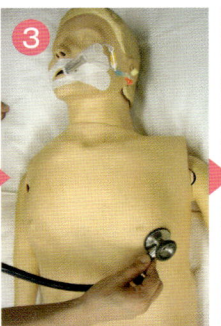 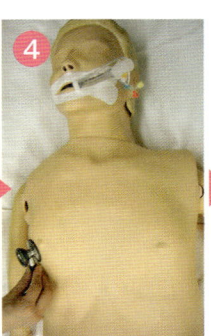 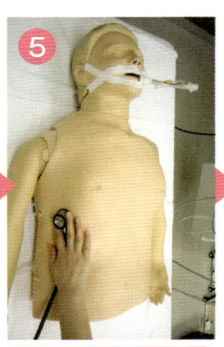 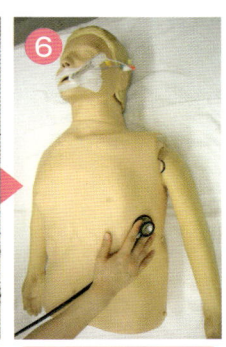

| 聴診部位 | 右上肺野 | 左上肺野 | 左中肺野 | 右中肺野 | 右下肺野 | 左下肺野 |

図5　頸部の聴診方法

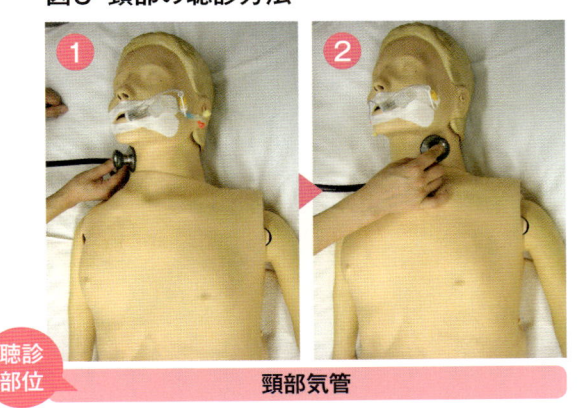

| 聴診部位 | 頸部気管 |

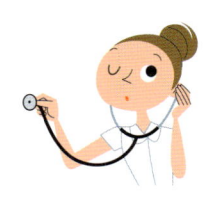

*1　荷重側肺障害：仰臥位を続けることにより肺の下側（背側）に生じる肺障害。仰臥位では、重力による気道分泌液の貯留、背中側の換気の低下（背側の横隔膜が腹部臓器の圧迫によって可動性の制限を受けるため）、臓器圧迫により背中側（下葉）の無気肺を起こしやすい状態にある。

図6 背部を聴診する際のポイント

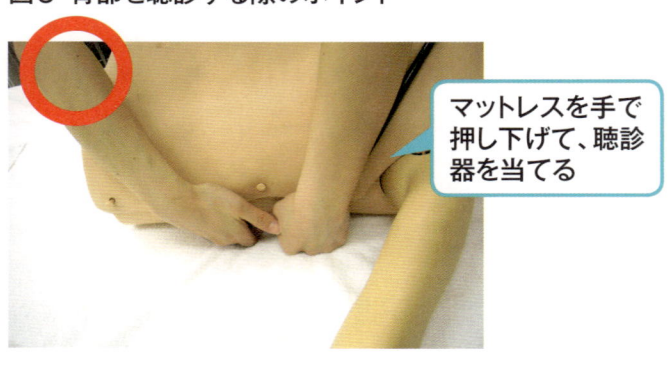

マットレスを手で押し下げて、聴診器を当てる

マットレスと聴診器が接していると、摩擦音が副雑音として聴取される

表2 異常呼吸音の分類

考えられる原因は?

断続性：音は微細か？（断続性副雑音）	細かい(fine crackles)＊捻髪音	非常に細かい破裂音「パリパリ」「パチパチ」・吸気相後期に聴取	● 間質性肺炎 ● 肺気腫　など
	粗い(coarse crackles)＊水泡音	低く長めな音「ブクブク」・吸気相早期に聴取	● 肺水腫 ● 細菌性肺炎　など
連続性：音の調子は？（連続性副雑音）	低調性(rhonchi)＊いびき音	いびきのような比較的低調な連続音「グーグー」	● 喀痰の貯留　など
	高調性(wheeze)＊笛音	高めの連続音「ヒューヒュー」	● 気管支喘息 ● 気管内異物　など
その他	胸膜摩擦音	擦れ合うような音「ギュッギュッ」・胸壁の表面近くから聴取	● 胸膜炎　　など

＊臨床において、よく用いられている通称

芝田香織：フィジカルアセスメントは視診, 触診, 聴診で行う. 根拠でわかる人工呼吸ケア ベストプラクティス. 道又元裕 編, 照林社, 東京, 2008：25. より改変して転載

▶ 呼吸状態のアセスメントで重要な2つの「モニタリング」

SpO₂（経皮的酸素飽和度）

「SpO₂」は酸素化の指標で、パルスオキシメータで測定します。モニタリングすることで、低酸素状態の早期発見につながります。

人工呼吸器装着中の患者は、状態悪化や呼吸器トラブルなどによって容易に低酸素血症に陥る可能性があります。そのため、異常を早期に発見し、適切ですばやい対応が求められます。

異常の早期発見のために、SpO₂は大変有用なモニタリングとなります。また、ポジショニングや気管吸引といったケアの効果の評価や、人工呼吸器からのウィニングの指標の1つとしても、SpO₂は重要な指標となります。特に酸素濃度を減らしていく場合、酸素化の評価として重要なモニタリングとなります。

また、慢性閉塞性肺疾患（COPD）の場合など、患者によって目標とするSpO₂は変わってきます。あらかじめ医師に患者の目標SpO₂を確認し、患者の病態に合わせた酸素化が維持できるようにしましょう。

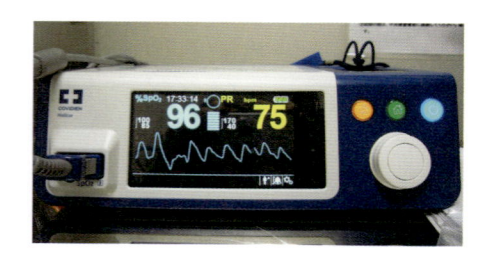

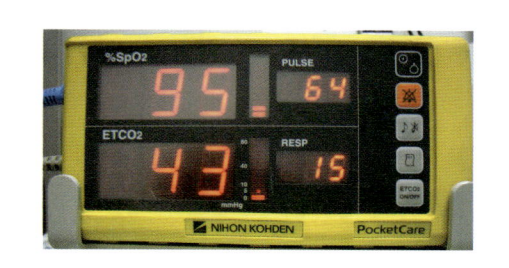

B ETCO₂（呼気終末二酸化炭素濃度）

「ETCO₂」は換気の指標で、カプノメータで測定します。換気異常の早期発見につながります。

ETCO₂は、挿管チューブの事故抜管や呼吸器回路の外れなど、患者が"呼吸ができなくなった"ことを瞬時に知らせてくれます。これに対し、"呼吸できなくなった"結果、低酸素血症に陥ったことを知らせてくれるのがSpO₂モニタ（＝パルスオキシメータ）です。

したがって、緊急時にはカプノメータのアラームのほうが先に鳴るため、異常の早期発見としてとても重要なモニタリングとなります。

補足として、ETCO₂は肺胞換気量、肺血流量、組織での二酸化炭素排泄量の変化を反映しています。酸素化の指標とはならないので、パルスオキシメータと併用して使用する必要があります。

迅速な対応が求められる "見逃せない"症状

フィジカルアセスメントによって得られた情報をどのように判断し、次にどう行動するか・ケアにつなげるかが大切です。

人工呼吸器装着患者に重度の呼吸困難が生じ、急激な状態悪化が認められる場合には、**図7**[2]の身体所見を伴います。もし、図7のような症状や、それに随伴してSpO₂の低下やETCO₂、呼吸器アラームなどの異常が認められた場合は、すぐに医師や他の看護師を呼び、迅速な対応が必要です。

危機的状況の場合、まずは人工呼吸器回路を外してジャクソンリースやバッグバルブマスクで用手換気をします。用手換気により患者の呼吸状態が改善するのであれば人工呼吸器に問題があり、改善しなければ患者側に問題があることになります。人工呼吸器には、バッグバルブマスクやジャクソンリースが常備してあると思いますが、緊急時にすぐに使えるように、自分の勤務時にも、準備してあるか確認するようにしましょう。

〈引用文献〉
1. 芝田香織：フィジカルアセスメントは指診, 触診, 聴診で行う. 根拠でわかる人工呼吸ケア ベスト・プラクティス. 道又元裕 編, 照林社, 東京, 2008：25.
2. 讃井將満, 大庭祐二 編：人工呼吸管理に強くなる. 羊土社, 東京, 2011：171.
〈参考文献〉
1. 道又元裕, 小谷透, 神津玲 編：人工呼吸管理実践ガイド. 照林社, 東京, 2009.

図7 重度の呼吸困難による身体所見

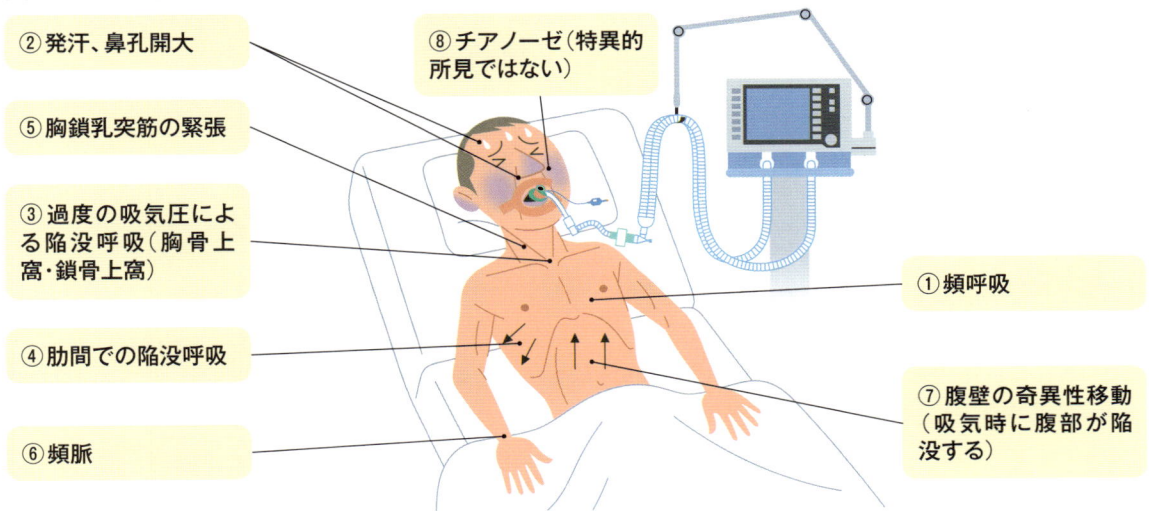

② 発汗、鼻孔開大

⑧ チアノーゼ（特異的所見ではない）

⑤ 胸鎖乳突筋の緊張

③ 過度の吸気圧による陥没呼吸（胸骨上窩・鎖骨上窩）

④ 肋間での陥没呼吸

⑥ 頻脈

① 頻呼吸

⑦ 腹壁の奇異性移動（吸気時に腹部が陥没する）

所見は讃井將満, 大庭祐二 編：人工呼吸管理に強くなる. 羊土社, 東京, 2011：171. より引用

人工呼吸器装着患者の日常生活ケアQ&A

田山聡子

Q1 >>>

検査のための
トランスファーや
搬送時に必要な準備は？

A

以下の6項目を確認しましょう。
① いま投与している輸液はすべて必要？
② ポータブルの人工呼吸器を準備する必要がある？
③ 酸素の場合は、酸素ボンベの残量は大丈夫？
④ 不穏がなく、安静が守れる？
⑤ 移動用モニタは何がどれだけ必要？
⑥ 万が一事故抜管があったときの準備は？

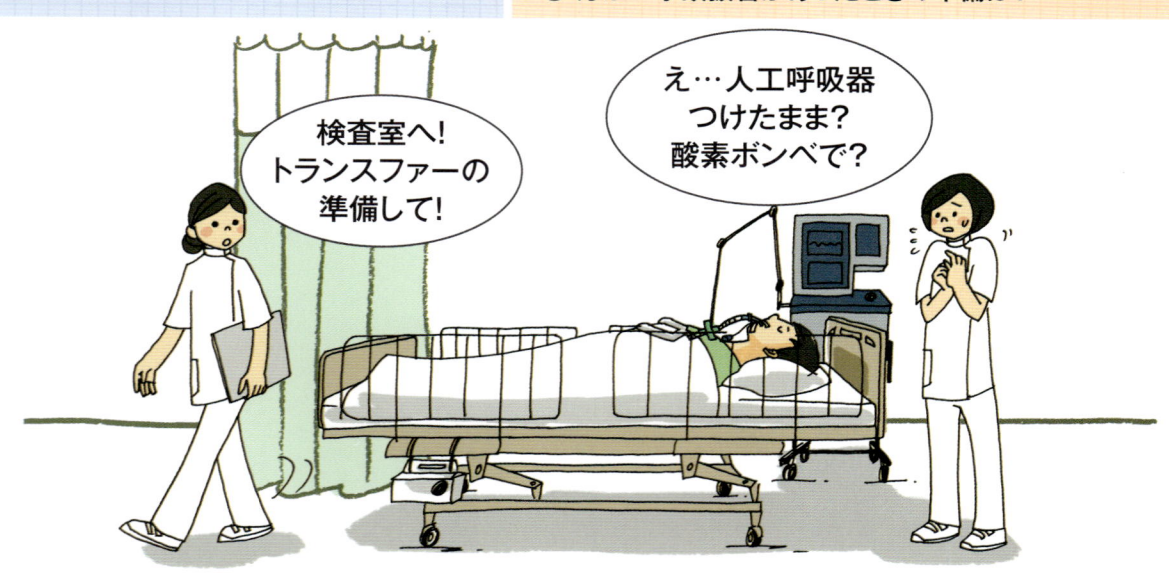

検査のときなど、人工呼吸器装着患者にトランスファーが必要な場合があります。例えば熱源検索や治療効果判定のCTなどでは、患者の全身状態が必ずしも安定しているとは限りません。検査に行く際に、"安全に"トランスファーができることがいちばん重要です。

①移動しやすいようにライン整理を

患者のバイタルサインや意識レベル、鎮静状況を見て、不必要なラインを整理していくことが必要です。検査時だけでも止められる薬剤はないかなど、医師に確認しながら、移動しやすいようにしましょう（**表1**）。

表1 ライン整理の検討（例）

- 鎮静薬が2〜3剤投与されている場合で、患者の鎮静状況が良好であれば、プロポフォールのみ持参する
- 循環作動薬でなく、中断が可能なものは中断する
- 多数あるベース薬のなかで、搬送、検査中は必要がなく中断が可能なものはヘパリンロックする

※医師に確認しながら行う

図1 酸素ボンベの接続の仕方と注意点

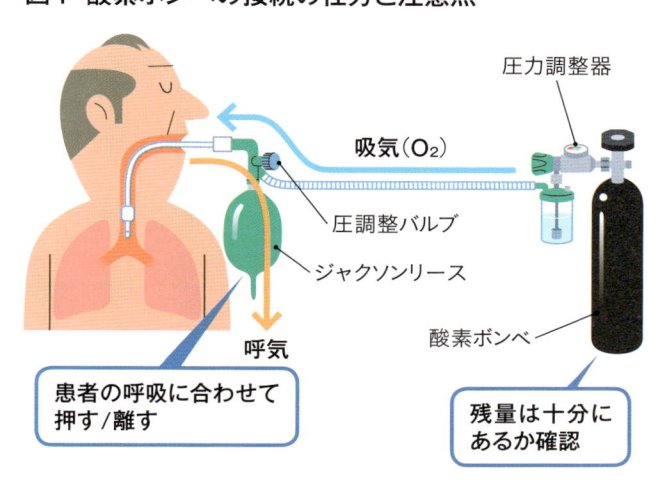

圧力調整器

吸気（O₂）

圧調整バルブ

ジャクソンリース

呼気

酸素ボンベ

患者の呼吸に合わせて押す／離す

残量は十分にあるか確認

②搬送時、人工呼吸器を用意するのかどうかを医師と相談して決めよう

以下の場合はポータブルの人工呼吸器が必要です。
- 自発呼吸がない、もしくはあっても浅表性で酸素化が保てない
- 筋弛緩薬を使用し深鎮静にしている
- 人工呼吸器設定の圧が高値、など

また、たとえ意識レベルが悪くても、自発呼吸がしっかりあり酸素化が保てるようであれば、酸素ボンベとジャクソンリースを使用した搬送でもよいでしょう。

③酸素ボンベの使用可能時間を確認しよう

②に当てはまらなければ、一時的に酸素ボンベを利用して移動することが多いでしょう。なお、接続時の注意点を**図1**に示します。

一般的な酸素ボンベは、内容積3.4Lです。圧力計の表示がMPaかkg/cm²かを確認しましょう。

「使用可能量」「使用可能時間」は**図2**のように計算します。

図2 酸素ボンベの使用可能量と使用可能時間

単位がMPaの場合の使用可能量（L）

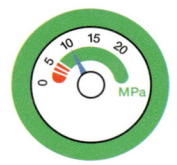

ボンベの内容積（L）×
現在の圧力計の値（MPa）×
10×0.8（安全係数）

単位がkg/cm²の場合の使用可能量（L）

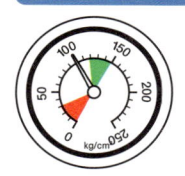

ボンベの内容積（L）×
現在の圧力計の値（kg/cm²）×
0.8（安全係数）

使用可能時間（分）

$$\frac{使用可能量（L）}{指示流量（L／分）}$$

小池メディカル「checkpoint-2 酸素ボンベの残量の計算の仕方がわかる」より引用

④安静が守れなければ身体拘束や鎮静を検討

意識レベルの低下、特に不穏状態であれば、安全に搬送できるようにするために抑制が必要となることがあります。また、検査中の安静が守れないようであれば、事前の鎮静も必要となる場合があります。

⑤移動用モニタは必要な測定項目から検討

移動時のモニタリングには何が必要かを考えて準備しましょう。循環状態が落ち着いていて、頻繁な血圧測定も必要でない場合にはSpO₂モニタ（パルスオキシメータ）のみでかまいません。

ただし、全身状態が安定せず、不整脈があり、血圧が低値であり、カテコラミンを投与されている患者、あるいはベッド移動により容易に状態が変動する患者などの場合は、血圧（観血的／非観血的）・脈拍・SpO₂すべてを測定するマルチモニタが必要になるなど、患者の状態をもとに検討しましょう。

⑥万が一事故抜管があったときの準備は？

搬送時の移動により事故抜管があることを常に想定する必要があります。その際には、自己膨張式バッグであるバッグバルブマスクを持参し、いつでも使用できるようにしましょう。

トランスファー、何人いれば安全に実施できる？

 A

移動時にどこを支える必要があるかを考えて、人数を決めましょう。

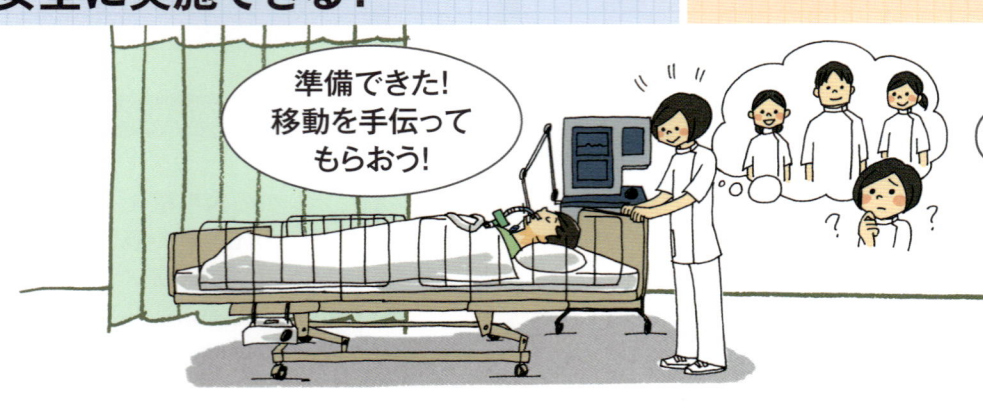

> 準備できた！
> 移動を手伝ってもらおう！

> 介助の人数、いったいどれだけ必要…？

絶対に必要なのは、「気管チューブを持つ」人と、実際に「身体のスライドをする」人です。ほかにも支持する人が必要かどうか、予測して人数を確保しましょう（**図3**）。

なお、トランスファー後は必ず、気管チューブやドレーンの位置が変わっていないか、患者の呼吸状態（全身状態）が変化していないかを確認しましょう。

図3 トランスファーの際の必要人数

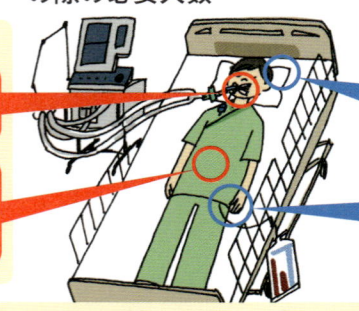

絶対！

①気管チューブと頸部を持つ

②体幹・下肢など身体のスライドをする

場合により

③頭部〜頸部をしっかり支え後屈しないようにする。外傷（骨折など）がある患者の場合は、障害部位を支え安定させる

④ドレーンや点滴ラインなど、ライン類が身体の下に入り込まないように、移動時に抜去されないように持つ

その他
- 大量輸液などで患者の身体が大きい（むくんでいる）場合はできるだけ大勢で行う
- 全体の動きを見て、声を出し合いながら行う

検査室からベッドに戻ったとき、どこを見る？

A

患者の全身の状態を、"移動前"と比較して観察しましょう。

移動後にベッドに戻ってからは、**表2**のような点を観察しましょう。

> バイタルは大丈夫、呼吸状態もOK…あと、何を見たらいい？

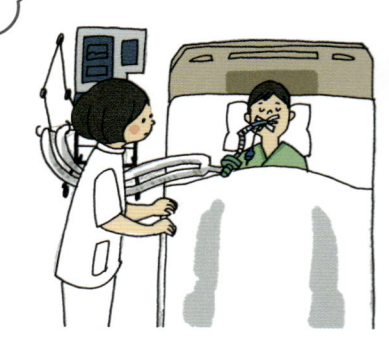

表2 ベッドに戻ったあとに確認が必要な点

- ☐ バイタルサインは変化していない？
- ☐ 人工呼吸器の作動、設定は正しい？
  - 人工呼吸器の電源、加温加湿器の電源の入れ忘れは致命的
- ☐ 人工呼吸器の再装着後の呼吸状態の変化は？
- ☐ SpO₂値、患者の呼吸パターンは？
  - 促迫していない？ ● 胸郭の上がりの左右差はない？
  - 聴診上、含気の左右差はない？

➕

- ☐ 痰の貯留はない？
  - 患者によっては、長時間吸引をしていないので、痰の貯留があるかもしれないと疑うこと
- ☐ 中断した薬剤はすみやかに再開した？
- ☐ 気管チューブの位置のずれはない？
  - 口腔内までしっかり観察

Q4 >>>

清拭・洗髪の
際のポイントは？

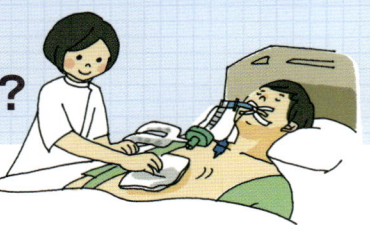

A

患者は不快感を表現できません。タオルの温度や室温、プライバシーなどに注意しましょう。

①清拭

人工呼吸器装着患者の場合は、ケアはほぼ全介助です。鎮静下もしくは意識障害のため、患者が自ら不快を述べることができません。そのため、清拭タオルによる熱傷や、病衣を脱いでいるときに寒くないか、またプライバシーは守られているか、清拭の終了後に病衣やリネン類がはだけていることはないかなどに十分注意が必要です。

また、患者は鎮静中であったり、意識障害があるため、痛みを訴えられないので、袖を通すなどの着替えの際に、関節脱臼の危険がないかも注意しましょう。ただし意識

状態のよい患者には、一部の清拭を自分で行ってもらったりしてもよいでしょう。

②洗髪

臥床したままの洗髪は、ケリーパッドや吸水パッドを敷いて行うことが多いです。清拭と同様、自ら不快感を述べられないので温度に注意する必要があります。

また、後屈位に近い体位となるため、口鼻腔の分泌物がカフ下に垂れ込む危険性があります。よって、洗髪前に吸引を行ってから洗髪時の体位をとるとよいでしょう。

Q5 >>>

人工呼吸器装着患者の
ポジショニングの注意点は？

A

体位変換のときにはガス交換不足が起こることがあり、注意が必要です。また、VAP予防のため、30度以上のベッド挙上が推奨されます。

人工呼吸器装着患者のポジショニングは以下のような目的で行われます。これらに沿って、注意すべき点を述べます。

①理学療法

人工呼吸器装着患者の理学療法は、痰のドレナージ、もしくは荷重側肺障害（無気肺）予防のために行われます。このような患者は病的な肺胞のためガス交換が行われず、CO_2が豊富なまま肺静脈に戻るという、いわゆるシャント（**図4**）が起こってしまう可能性があります。

また、病的肺なので換気の分布が全体で均一でなく、さらに体位（体位による重力）や陽圧呼吸によって肺血流が変化しやすいといった、換気血流比不均衡分布（**図5**）を起こしやすく、その結果、体位変換で容易にガス交換の障害が起こる可能性があります。しかし、体位変換をしないわけにはいかないので、肺血流の分布の変化

を考えて体位変換を行うことが大切です。

具体的には、痰が貯留している部位のドレナージを行う際に（90度側臥位や腹臥位、半腹臥位など）、病的肺

図4 シャント

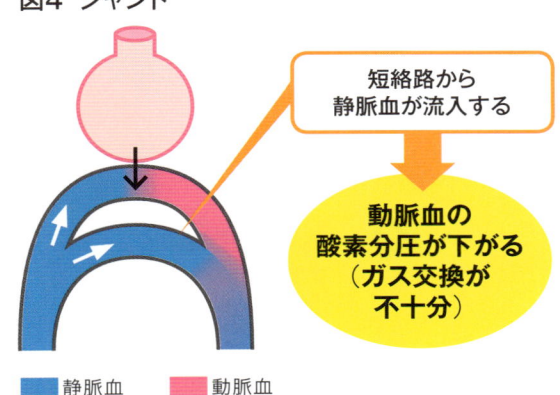

短絡路から
静脈血が流入する

動脈血の
酸素分圧が下がる
（ガス交換が
不十分）

■ 静脈血　　■ 動脈血

牛木辰男, 小林弘祐：カラー図解 人体の正常構造と機能 Ⅰ 呼吸器. 日本医事新報社, 東京, 2002：39. を参考に作成

のため血流が均等でなく、SpO_2が低下することがあり
ますが、このような場合でも理学療法が治療上必要な場
合があります。

その際には、約何分でSpO_2が下がり止まるのか、ど
のくらいの値なら許容できるのか、何分で理学療法（体
位変換）を終了できるのか（痰がドレナージされるのか）
を、医師や呼吸理学療法士などとディスカッションしな
がら行うとよいでしょう。

②VAP予防（嚥下訓練も意識する）

VAP（ventilator associated pneumonia：人工呼吸
器関連肺炎）とは、人工呼吸開始後48時間以内に発症す
る肺炎を指します。

VAPの発症は口腔内に定着する病原性細菌が、気管
チューブの外側からカフをすりぬけて気管内に侵入する
経路がほとんどなので[3]、いかにそれを取り除くか、も
しくは予防するかが大切です。そのためのポジショニン
グが人工呼吸患者を仰臥位で管理しない[4]というもので
あり、30度以上の頭側挙上が推奨されています（図6）。

また、鎮静・もしくは意識障害がある患者の頸部が後
屈位となっている光景をまれにみかけます。後屈位は、
頸部の筋群の弛緩となりリラクゼーションになるかもし
れませんが、VAP予防の観点から考えると、口腔・鼻
腔の分泌物が容易にカフ上まで達してしまう体位です。
分泌物がカフ上に達する前に除去できるほうがVAP予
防につながります。

リハビリテーション、嚥下機能の観点からも、頸部の
筋群を収縮させる体位を挿管中から続けておくほうが、
機能低下を予防できると思われます。枕などでしっかり
頸部が前屈できるような体位を保持しましょう。

③褥瘡予防

褥瘡予防のために体位変換を数時間ごとに行っている
施設も多いと思います。しかし現在では、時間区切りの
体位変換ではなく、個別に沿った体位変換が必要とされ
ています[5]。

人工呼吸器装着患者は、原疾患から組織の浮腫を生じ
たり、低栄養であることが多くみられます。そのため、
皮膚は脆弱化しており、頻回な除圧が必要となることが
多いかもしれません。体位変換をするときに皮膚をよく
観察し、その患者にとって何時間ごとの体位変換がよい
かを考えていきましょう。

④リラクゼーション

人工呼吸器装着のため、自力で身体を動かすことがで
きない患者にとって、体位によって安楽や気分転換を得
られることがあります。

逆に、頭側挙上時に滑り落ちて腹部を圧迫している、
自重により四肢を圧迫しているなど不快な体位になって
いるときには、リラクゼーションの目的でも体位変換を
積極的に行いましょう。

以上の点から、体位変換後は図7の点を確認しましょ
う。

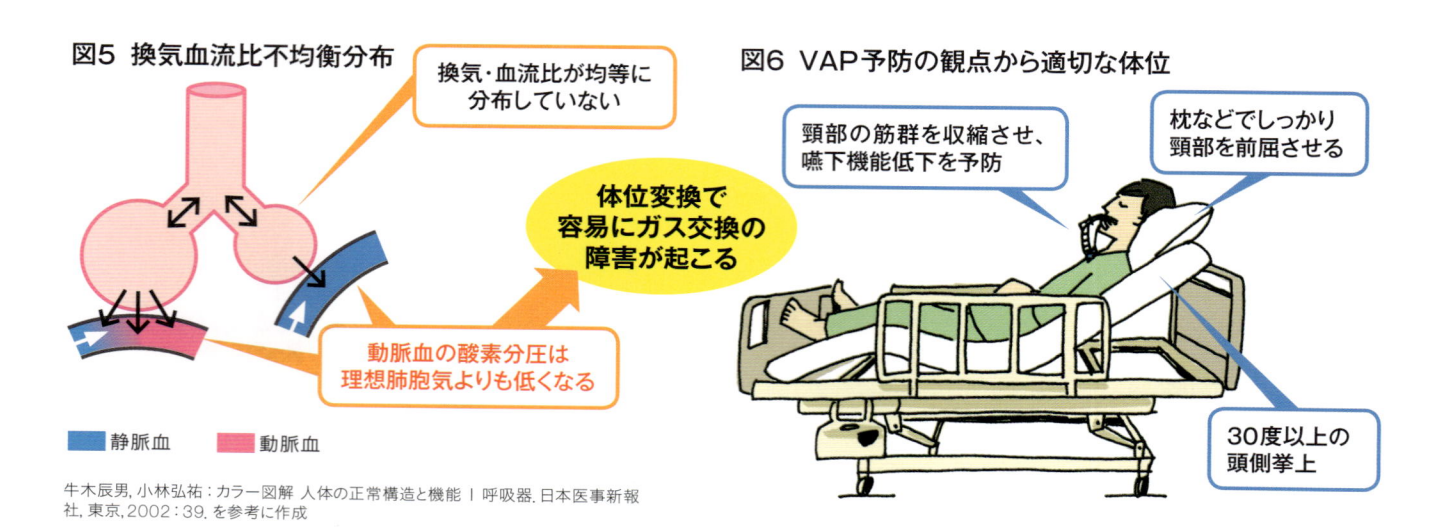

図5 換気血流比不均衡分布

換気・血流比が均等に
分布していない

体位変換で
容易にガス交換の
障害が起こる

動脈血の酸素分圧は
理想肺胞気よりも低くなる

■ 静脈血　■ 動脈血

牛木辰男, 小林弘祐：カラー図解 人体の正常構造と機能 I 呼吸器. 日本医事新報
社, 東京, 2002：39. を参考に作成

図6 VAP予防の観点から適切な体位

頸部の筋群を収縮させ、
嚥下機能低下を予防

枕などでしっかり
頸部を前屈させる

30度以上の
頭側挙上

図7 体位変換後のチェックポイント

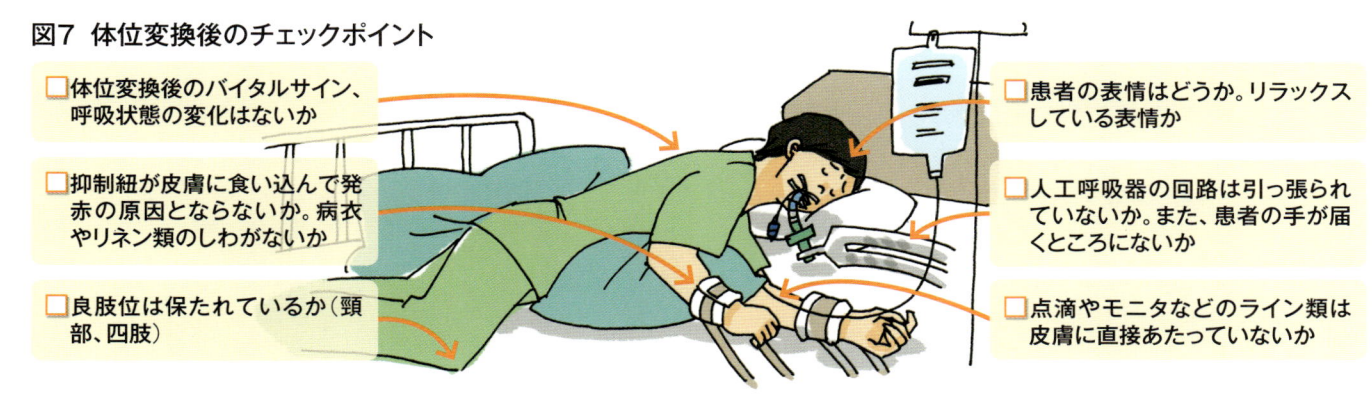

- 体位変換後のバイタルサイン、呼吸状態の変化はないか
- 抑制紐が皮膚に食い込んで発赤の原因とならないか。病衣やリネン類のしわがないか
- 良肢位は保たれているか（頸部、四肢）
- 患者の表情はどうか。リラックスしている表情か
- 人工呼吸器の回路は引っ張られていないか。また、患者の手が届くところにないか
- 点滴やモニタなどのライン類は皮膚に直接あたっていないか

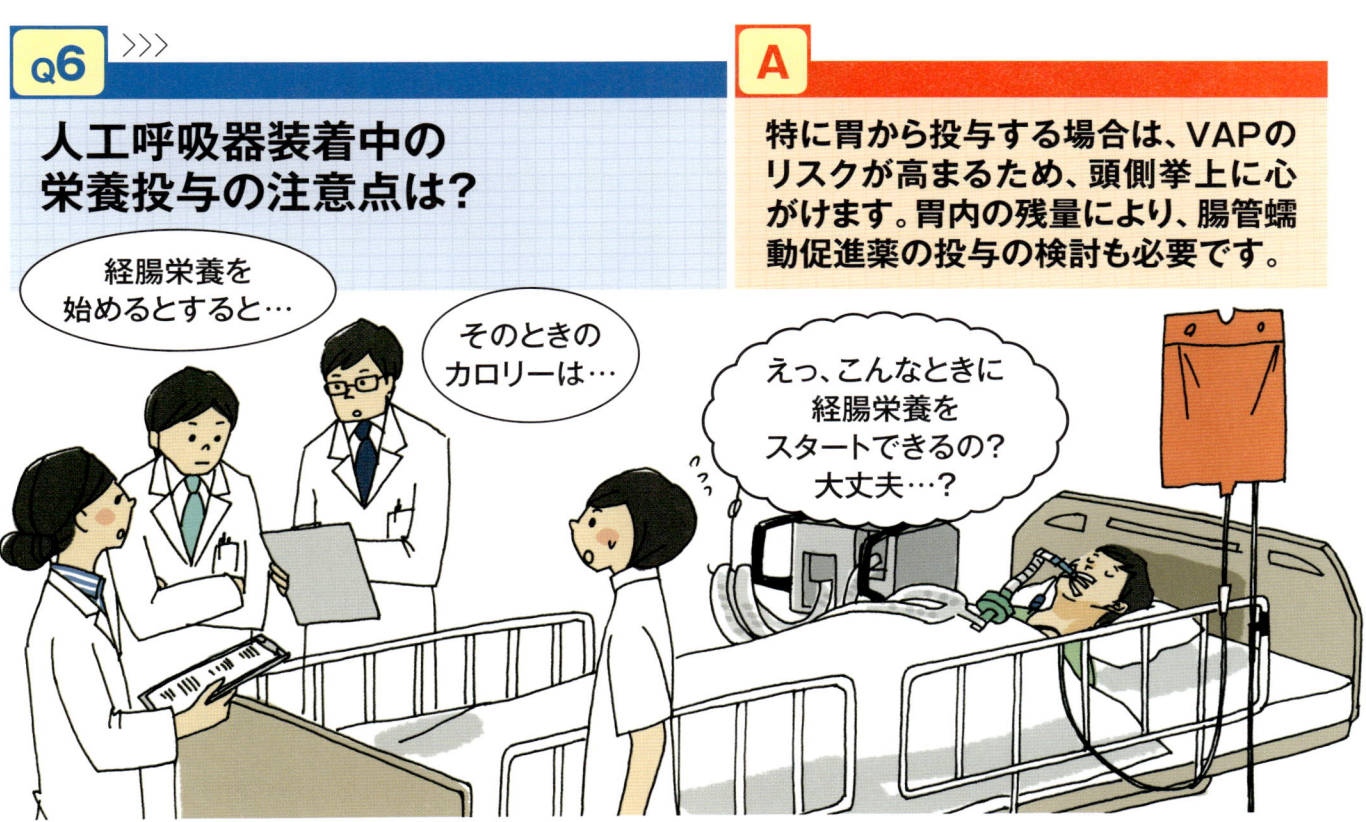

Q6 >>>

人工呼吸器装着中の栄養投与の注意点は？

経腸栄養を始めるとすると…

そのときのカロリーは…

えっ、こんなときに経腸栄養をスタートできるの？大丈夫…？

A

特に胃から投与する場合は、VAPのリスクが高まるため、頭側挙上に心がけます。胃内の残量により、腸管蠕動促進薬の投与の検討も必要です。

　手術、呼吸不全（重症肺炎からの急性呼吸窮迫症候群〈acute respiratory distress syndrome：ARDS〉）など、人工呼吸器装着患者には何らかの侵襲が身体に及んでいます。さまざまなガイドライン（『急性呼吸不全による人工呼吸患者の栄養ガイドライン』[6]など）でもいわれているように、早期から経静脈ではなく経腸からの栄養管理がなされます。

　以下に、人工呼吸器装着患者への栄養投与の注意点を述べます。

①胃の残量確認を行う

　投与ルートは栄養のチューブ胃管、胃瘻チューブ、食道経由経腸栄養用チューブ（EDチューブ®）とさまざまですが、経胃の場合は胃・食道逆流がありうるためVAPや誤嚥リスクが高くなります。30〜45度の頭側挙上に努め、逆流を予防しましょう。

　栄養開始時期において腹部が動いていることは絶対条件ではありませんが[7]、次の経腸栄養剤を投与する前に胃管にシリンジを接続して吸引してみて、残量と性状に注意する必要があります。残量が500mL以上と多くな

る場合には、腸管蠕動促進薬の投与の検討が必要です[8]。

②栄養剤の変更に伴う身体状態の変化に注意する

注入開始時期には、水もしくはGFO®（グルタミン・ファイバー・オリゴ糖で組成された栄養補助食品）から開始します。次のステップでは、患者の腹部の状態も鑑みて、「成分栄養」「消化態」「半消化態」の経腸栄養剤を選択していきます。

経胃ではいったん胃に貯留することで短時間・間欠投与が可能ですが、前述したように誤嚥のリスクが高くなります。

また、タンパク質消化を必要とする半消化態栄養剤は、胃を経由しない空腸投与をすると、下痢を起こしやすくなります。

乳糖不耐の場合はタンパク質を大豆由来のものにするなどの栄養剤の変更や投与速度を調整する必要があります[9]。

③長期人工呼吸器装着患者に適した栄養剤を検討する

人工呼吸器装着患者の場合、急性期の急性肺障害

図8 患者に適した栄養剤の選択の例

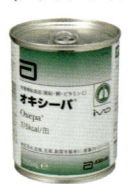

①長期人工呼吸器装着患者に向く栄養剤	②ARDSに適した栄養剤
プルモケア®-EX （アボット ジャパン株式会社） ● 栄養代謝時にCO_2の産生が少ない	**オキシーパ®** （アボット ジャパン株式会社） ● 海外ではすでにALIやARDS等の患者で生存率の改善などの報告がある[10] ※2018年9月で販売終了）

(acute lung injury：ALI)やARDS後の回復過程として肺線維化し、人工呼吸器の装着が長期となり換気障害が遷延することがあります。その際は、肺からのCO_2排出が困難になっているので、栄養によるCO_2の産生が少ない（呼吸商の低い）栄養剤（**図8-①**）を選択することがあります。

現在は、栄養剤の種類もさまざまあり、ARDSに適しているもの（**図8-②**）、創治癒を促すなど、さまざまな免疫栄養があるため、患者の病態に合わせた栄養剤を医師や栄養士とともに選択する必要があります。

Q7 >>>

人工呼吸器装着中、感染予防のために行うことは？

A

人工呼吸関連肺炎（VAP）の予防が必要です。そのために、以下のバンドルが提唱されています。また、口腔ケアも大切な予防ケアの一貫です。

VAP予防は、学会から提唱されている以下のものがあります[9]。

- Ⅰ. 手指衛生を確実に実施する
- Ⅱ. 人工呼吸器回路を頻回に交換しない
- Ⅲ. 適切な鎮静・鎮痛をはかる。特に過鎮静を避ける
- Ⅳ. 人工呼吸器からの離脱ができるかどうか、毎日評価する
- Ⅴ. 人工呼吸中の患者を仰臥位で管理しない

①人工呼吸中の患者を仰臥位で管理しない

仰臥位で患者を管理すると、胃内容物が口腔咽頭に逆流し、それらを誤嚥することでVAPの発症率が増加す

ることが考えられます。ベッドの頭位を上げる体位は、仰臥位と比較してVAP発生率を低下させます。禁忌でないかぎり、頭位を30度以上に上げましょう。鎮静や人工呼吸器からの離脱の検討は、医師と協動しながら行いましょう。

②口腔ケアによるVAP予防

また、口腔ケアはVAP予防のために看護師が強化できるケアの1つに挙げられます。口腔内の細菌量を減らすために、気管チューブや口腔内にバイオフィルム（細菌の固まり）が形成される前に除去することが大切です。VAP予防のための口腔ケアプログラムとしては、

図9 気管吸引の手順

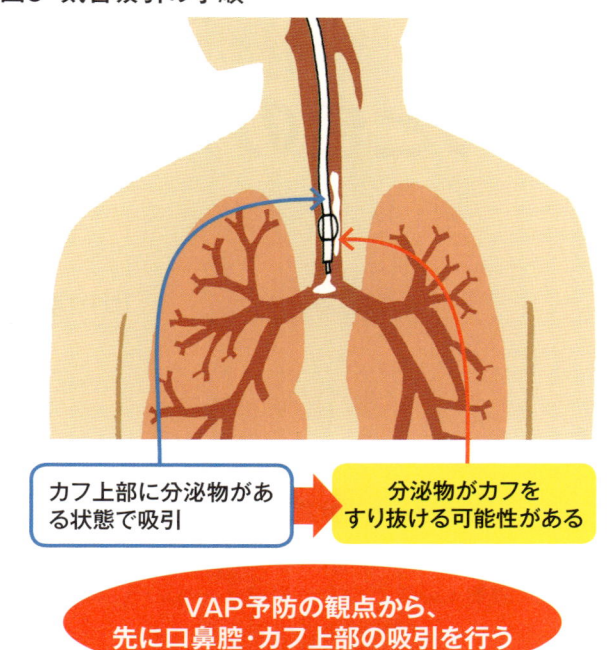

カフ上部に分泌物がある状態で吸引

分泌物がカフをすり抜ける可能性がある

VAP予防の観点から、先に口鼻腔・カフ上部の吸引を行う

Ⅰ．殺菌洗口液を使用する

Ⅱ．1日2回のブラッシング

Ⅲ．2〜4時間ごとのスワブを使用した口腔ケア（1日6〜12回）

Ⅳ．口腔内の保湿

が推奨されています[10]。

VAP予防の観点では、吸引の手順も大切です。カフ上部に分泌物がある状態で気管吸引を行うと、一時的に気道内圧が上昇し、カフ上部の分泌物がカフをすり抜け

る可能性があります。そのため、口鼻腔・カフ上の分泌物を取り除いたあとに気管吸引をする順序で行いましょう（図9）。

またカフ圧の管理をしっかり行い、カフ上部からの垂れ込みを防ぎましょう。適正なカフ圧は20〜27cmH$_2$Oとされています[11]。

③環境整備、スタンダードプリコーション

人工呼吸器装着患者のベッドサイドには、多くのものがあふれています。患者の私物だけでなく、さまざまな医療・ケア機器があります。

特に口腔ケア物品や経管栄養に使用する物品（ボトル）に関しては、しっかりと洗浄、乾燥する必要があります。経管栄養物品は、経腸栄養剤がボトル等に残存していることで、細菌の繁殖の危険性があるので、耐性菌の排出の有無にかかわらず、使用後は次亜塩素酸ナトリウム液に浸して消毒する[12]、ないしはRTH製剤（ready to hang、詰め替えずに投与できるバッグタイプの栄養剤）を使用することが推奨されます[13]。

人工呼吸器装着患者のなかには、残念ながら耐性菌（MRSA〈methicillin-resistant *Staphylococcus aureus*：メチシリン耐性黄色ブドウ球菌〉、MDRP〈multidrug-resistant *Pseudomonas aeruginosa*：多剤耐性緑膿菌〉など）が検出されてしまうことも少なくありません。スタンダードプリコーションに則ってビニールエプロンなどで防御を行うこと、そして手指衛生の徹底が、他への伝播を予防するとともに、抵抗力が低下している患者に対しても必要です。

〈引用文献〉
1. 小池メディカル checkpoint-2 酸素ボンベの残量の計算の仕方がわかる. http://www.koike-medical.co.jp/checkpoint2.pdf(2019.3.20.アクセス)
2. 牛木辰男, 小林弘祐：カラー図解 人体の正常構造と機能 Ⅰ 呼吸器. 日本医事新報社, 東京, 2002：39.
3. 宇都宮明美 編：気道浄化ケアマニュアル 人工呼吸管理/去痰援助と肺理学療法. 学研メディカル秀潤社, 東京, 2009；88-89.
4. 日本集中治療医学会 ICU機能評価委員会：人工呼吸関連肺炎予防バンドル 2010改訂版(略：VAPバンドル)：p.8. http://www.jsicm.org/pdf/2010VAP.pdf(2019.3.20.アクセス)
5. 田中マキ子：これまで定期的な体位変換が受け継がれてきた理由. エキスパートナース2012；28(15)：40.
6. 日本呼吸療法医学会 栄養管理ガイドライン作成委員会：急性呼吸不全による人工呼吸患者の栄養管理ガイドライン. http://square.umin.ac.jp/jrcm/pdf/eiyouguidline.pdf(2019.3.20.アクセス)
7. McClave SA, Martindale RG, Vanek VW, et al. Guidelines for the Provision and Assessment of Nutrition Support Therapy in the Adult Critically Ill Patient：Society of Critical Care Medicine(SCCM)and American Society for Parenteral and Enteral Nutrition(A.S.P.E.N.). *J Parenter Enteral Nutr* 2009；33：277-316.
8. 寺坂勇亮：栄養 不良を見逃さない！ 栄養アセスメント 3周術期 1)周術期と栄養の関係. 看護技術2012；58(2)：23.
9. 日本集中治療医学会 人工呼吸関連肺炎予防バンドル 2010改訂版(略：VAPバンドル). http://www.jsicm.org/pdf/2010VAP.pdf(2019.3.20アクセス)
10. AACN Practice Alert, Oral Care for Patients at Risk for Ventilator-Associated Pneumonia
11. 文献3, p.91.
12. Oie S, kamiya A. Comparison of microbial contamination of enteral feeding solution between repeated use of administration sets after washing with water and after washing followed by disinfection. *J Hosp Infect* 2001；48(4)：304-307.
13. 日本静脈経腸栄養学会 編：日本静脈経腸栄養学会 静脈経腸栄養ハンドブック. 南江堂, 東京, 2011：217.

事故抜管予防と、とっさのときの対処法

田山聡子

事故抜管を予防する

気管チューブ・気管切開チューブや回路の固定

1. 気管チューブのポイントは位置と深さ

気管チューブの固定は、位置と深さが大切です。また、固定としてのカフ圧管理が重要です。

テープの止め方はテープをU字、I字にして固定をする方法があります（p.23、表2参照）。トーマスチューブホルダー®、アンカーファスト®のような固定器具もあります（**図1**）。

気管チューブの固定位置は門歯もしくはどちらかの口角で、深さは何cm固定かを指示表などに明示しておきましょう。

以下に、患者別の固定のポイントを示します。

①高齢者で歯がない患者

頬部の筋肉が痩せており、固定がしにくく、安定性に欠けるので位置がずれやすくなるため注意が必要です。こまめに観察することや、気管チューブの重みで位置が変わらないように工夫することが大切です。

②流涎が多い患者

すぐにテープがよれて固定が緩んでしまいます。口腔吸引をこまめに行い、剥がれていたらすみやかに貼り替えをしましょう。

③バイトブロック使用時

C型バイトブロック（直接気管チューブに巻き付けるタイプ）を除いて、舌で押し出される危険性があり、その際に気管チューブの事故抜管が起こる可能性があるため、気管チューブと一緒に固定しないようにしましょう。

図1 固定のための用品

トーマスチューブホルダー®
（レールダル メディカル ジャパン株式会社）

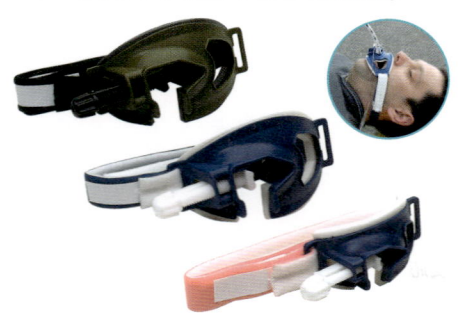

アンカーファスト®
（株式会社ホリスター）

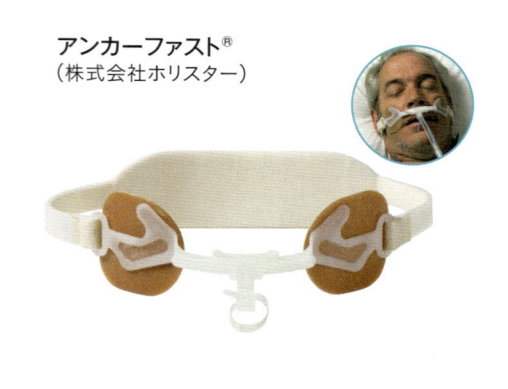

2. 気管切開チューブは切開後の浮腫にも注意

　気管切開チューブの場合、固定は1横指程度の余裕を持たせて、切開から2週間程度はひもで固定します。

　患者によっては、気管切開直後は頸部〜顔面、全身の浮腫が著明であったのが、治療によってしだいに頸部の浮腫が改善し、固定のひもが緩むことがあります。勤務帯ごとの確認と、場合によってはひもを締めなおす必要があります。

　2週間程度経過し、切開部が瘻孔になったことを確認して、固定用バンドに変更しましょう。また、気管切開後1週間は気管切開チューブと皮膚を直接縫合することがあります。

　また、閉鎖式吸引回路を使用している場合、吸引後や体位変換時に回路に手が届かないようにラインを整理しましょう。

精神状態のアセスメント

　事故抜管を防ぐには、挿管による苦痛をアセスメントす

る必要があります。『人工呼吸中の鎮静のガイドライン』[1]でも、患者の快適性・安全の確保がうたわれています。

1. 鎮静のアセスメント

　挿管中の鎮静状態のアセスメントは、鎮静ツールを使用して誰が見ても状況がわかるようにしなければなりません。ガイドラインでは、RASS（リッチモンド興奮・鎮静スケール、**表1**）[1]が簡便で信頼できるものとして推奨されています。

2. せん妄のアセスメント

　気管挿管されている患者はせん妄になりやすく、薬剤のために記憶を分断されやすい状況になっています。そのため、鎮静状況と同時にせん妄の評価を行う必要があります。

　RASSでも興奮状況がわかりますが、その後にRASSをもとにせん妄を評価するのに適しているとされている日本語版CAM-ICU（**図2**）[1]、短時間でせん妄を評価できるといわれているICDSC（Intensive Care Delirium Screening Checklist、**表2**〈p.43〉）[2]などがあります。

表1　RASS（Richmond Agitation-Sedation Scale）

ステップ1　30秒間、患者を観察する。これ（視診のみ）によりスコア0〜＋4を判定する

ステップ2　1）大声で名前を呼ぶか、開眼するように言う
　　　　　　　2）10秒以上アイ・コンタクトができなければ繰り返す。以上2項目（呼びかけ刺激）によりスコアー1〜ー3を判定する
　　　　　　　3）動きが見られなければ、肩を揺するか、胸骨を摩擦する。これ（身体刺激）によりスコアー4、ー5を判定する

> 鎮静のレベルを評価するためのスケール

スコア	用語	説明	
＋4	好戦的な	明らかに好戦的な、暴力的な、**スタッフに対する差し迫った危険**	
＋3	非常に興奮した	**チューブ類またはカテーテル類を自己抜去**：攻撃的な	
＋2	興奮した	**頻繁な非意図的な運動、人工呼吸器ファイティング**	
＋1	落ち着きのない	**不安で絶えずそわそわしている**、しかし動きは攻撃的でも活発でもない	
0	意識清明な　落ち着いている		
ー1	傾眠状態	完全に清明ではないが、呼びかけに**10秒以上の開眼およびアイ・コンタクトで応答する**	呼びかけ刺激
ー2	軽い鎮静状態	呼びかけに**10秒未満**のアイ・コンタクトで応答	
ー3	中等度鎮静状態	呼びかけに動きまたは開眼で応答するが**アイ・コンタクトなし**	
ー4	深い鎮静状態	呼びかけに無反応、しかし**身体刺激で動きまたは開眼**	身体刺激
ー5	昏睡	呼びかけにも身体刺激にも**無反応**	

日本呼吸療法医学会, 人工呼吸中の鎮静ガイドライン作成委員会：人工呼吸中の鎮静のためのガイドラインより引用

図2 日本語版CAM-ICU

ステップ1　**RASSによる評価を行う**
RASSが−4または−5の場合、評価を中止し、後で再評価しなさい
RASSが−4より上（−3〜＋4）の場合、以下のステップ2に進みなさい

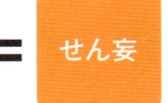
せん妄を評価するのに
適している

ステップ2　**せん妄評価**
所見1＋所見2＋所見3（または所見4）がそろえばせん妄と診断

| 所見1：
精神状態変化の急性発症
または変動性の経過 | ＋ | 所見2：
注意力欠如 | ＋ | 所見3：無秩序な思考
または
所見4：意識レベルの変化 | ＝ | せん妄 |

CAM-ICU　所見と種類

所見1. 急性発症または変動性の経過	ある	なし

A.基準線からの精神状態の急性変化の根拠があるか？
あるいは
B.（異常な）行動が過去24時間の間に変動したか？　すなわち、移り変わる傾向があるか、あるいは、鎮静スケール（例えばRASS）、グラスゴーコーマスケール（GCS）または以前のせん妄評価の変動によって証明されるように、重症度が増減するか？

所見2. 注意力欠如	ある	なし

注意力スクリーニングテストAttention Screening Examination（ASE）の聴覚か視覚のパートで
スコア8点未満により示されるように、患者は注意力を集中させるのが困難だったか？

所見3. 無秩序な思考	ある	なし

4つの質問のうちの2つ以上の誤った答えおよび／または指示に従うことができないことによって証明されるように
無秩序あるいは首尾一貫しない思考の証拠があるか？

質問（交互のセットAとセットB）：

セットA
1. 石は水に浮くか？　　3. 1グラムは、2グラムより重いか？
2. 魚は海にいるか？　　4. 釘を打つのにハンマーを使用してもよいか？

セットB
1. 葉っぱは水に浮くか？　　3. 2グラムは、1グラムより重いか？
2. ゾウは海にいるか？　　4. 木を切るのにハンマーを使用してもよいか？

指示
1. 評価者は、患者の前で評価者自身の2本の指を上げて見せ、同じことをするよう指示する。
2. 今度は評価者自身の2本の指を下げた後、患者にもう片方の手で同じこと（2本の指を上げる事）をするよう指示する。

所見4.意識レベルの変化	ある	なし

患者の意識レベルは清明以外の何か、例えば、用心深い、嗜眠性の、または昏迷であるか？
（例えば評価時にRASSの0以外である）

意識明瞭 自発的に十分に周囲を認識する
用心深い/緊張状態 過度の警戒
嗜眠性の 傾眠傾向であるが、容易に目覚めることができる、周囲のある要素には気付かない。または、軽く刺激すると十分に認識する。
昏迷 強く刺激した時に不完全に目覚める。または、力強く、繰り返し刺激した時のみ目覚め、刺激が中断するや否や昏迷患者は無反応の状態に戻る。

CAM-ICUの全体評価（所見1と所見2かつ所見3か所見4のいずれか）：	はい	いいえ

日本呼吸療法医学会, 人工呼吸中の鎮静ガイドライン作成委員会：人工呼吸中の鎮静のためのガイドラインより引用

表2 ICDSC（Intensive Care Delirium Screening Checklist）

このスケールはそれぞれ8時間のシフトすべて、あるいは24時間以内の情報に基づき完成される。
明らかな徴候がある＝1ポイント：アセスメント不能、あるいは徴候がない＝0で評価する。
それぞれの項目のスコアを対応する空欄に0または1で入力する。

> 比較的短時間でせん妄を評価できる

1. 意識レベルの変化 （A）反応がないか、（B）なんらかの反応を得るために強い刺激を必要とする場合は評価を妨げる重篤な意識障害を示す。もしほとんどの時間（A）昏睡あるいは（B）昏迷状態である場合、ダッシュ（－）を入力し、それ以上評価を行わない。 （C）傾眠あるいは、反応までに軽度ないし中等度の刺激が必要な場合は意識レベルの変化を示し、1点である。 （D）覚醒、あるいは容易に覚醒する睡眠状態は正常を意味し、0点である。 （E）過覚醒は意識レベルの異常と捉え、1点である。	_____
2. 注意力欠如：会話の理解や指示に従うことが困難。外からの刺激で容易に注意がそらされる。話題を変えることが困難。これらのうちいずれかがあれば1点。	_____
3. 失見当識：時間、場所、人物の明らかな誤認。これらのうちいずれかがあれば1点。	_____
4. 幻覚、妄想、精神障害：臨床症状として、幻覚あるいは幻覚から引き起こされていると思われる行動（例えば、空を掴むような動作）が明らかにある。現実検討能力の総合的な悪化。これらのうちいずれかがあれば1点。	_____
5. 精神運動的な興奮あるいは遅滞：患者自身あるいはスタッフへの危険を予防するために追加の鎮静薬あるいは身体拘束が必要となるような過活動（例えば、静脈ラインを抜く、スタッフをたたく）。活動の低下、あるいは臨床上明らかな精神運動遅滞（遅くなる）。これらのうちいずれかがあれば1点。	_____
6. 不適切な会話あるいは情緒：不適切な、整理されていない、あるいは一貫性のない会話。出来事や状況にそぐわない感情の表出。これらのうちいずれかがあれば1点。	_____
7. 睡眠／覚醒サイクルの障害：4時間以下の睡眠、あるいは頻回な夜間覚醒（医療スタッフや大きな音で起きた場合の覚醒を含まない）。ほとんど1日中眠っている。これらのうちいずれかがあれば1点。	_____
8. 症状の変動：上記の徴候あるいは症状が24時間のなかで変化する（例えば、その勤務帯から別の勤務帯で異なる）場合は1点。	_____

Bergeron N, Dubois MJ, Dumont M, et al：Intensive Care Delinium Screening
Checklist：evaluation of a new screenig tool. Intensive Care Med 2001；27：859－864.
Dr. Nicolas Bergeronの許可を得て逆翻訳法を使用し翻訳。翻訳と評価：卯野木健 他
卯野木健：簡便にせん妄を評価できるツールは？. EBNursing 2010；10(4)：32. より引用

 ## 疼痛のアセスメント

　鎮静薬だけでは患者の快適さが得られないときには、鎮痛薬が必要となります[1]。人工呼吸の患者は、気管チューブ留置による疼痛があるとされており、また、原疾患の治療（創部痛など）による疼痛を経験しています。そのため、疼痛のアセスメントをする必要があります。

　人工呼吸患者にはBehavioral Pain Scale（BPS、**表3**）[1]やCritical-Care Pain Observation Tool（CPOT、**表4**）[3]

で、気管切開後で鎮静しておらずコミュニケーションがとれる患者には視覚アナログ尺度（Visual Analogue Scale：VAS）や数値評価スケール（Numeric Rating Scale：NRS）などで疼痛のアセスメントをしましょう。

　VASは10cmの横線の両端に「痛みなし」と「激しい痛み（今までに経験のない強い痛み）」と書き、患者に今の痛みがどこに位置するか指し示してもらうことで判定します。NRSは、0（痛みなし）〜10（最強の痛み）の数字のうち、今の痛みがどの数に値するかを患者に指し示してもらって判定します[1]。

表3 BPS（Behavioral Pain Scale）

項目	説明	スコア
表情	穏やかな	1
	一部硬い（たとえば、まゆが下がっている）	2
	全く硬い（たとえば、まぶたを閉じている）	3
	しかめ面	4
上肢	全く動かない	1
	一部曲げている	2
	指を曲げて完全に曲げている	3
	ずっと引っ込めている	4
呼吸器との同調性	同調している	1
	時に咳嗽、大部分は呼吸器に同調している	2
	呼吸器とファイティング	3
	呼吸器の調節がきかない	4

スコア範囲は3〜12
日本呼吸療法医学会, 人工呼吸中の鎮静ガイドライン作成委員会：人工呼吸中の鎮静のためのガイドラインより引用

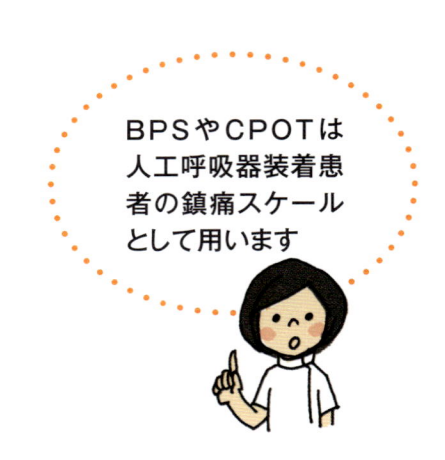

BPSやCPOTは人工呼吸器装着患者の鎮痛スケールとして用います

表4 J-CPOT（Japanese version of the Critical-Care Pain Observation Tool）

指標	説明		得点
表情	筋の緊張が全くない	リラックスした状態	0
	しかめ面・眉が下がる・眼球の固定、まぶたや口角の筋肉が萎縮する	緊張状態	1
	上記の顔の動きと眼をぎゅっとするに加え固く閉じる	顔をゆがめている状態	2
身体運動	全く動かない（必ずしも無痛を意味していない）	動きの欠如	0
	緩慢かつ慎重な運動・疼痛部位を触ったりさすったりする動作・体動時注意をはらう	保護	1
	チューブを引っ張る・起き上がろうとする・手足を動かす/ばたつく・指示に従わない・医療スタッフをたたく・ベッドから出ようとする	落ち着かない状態	2
筋緊張（上肢の他動的屈曲と伸展による評価）	他動運動に対する抵抗がない	リラックスした状態	0
	他動運動に対する抵抗がある	緊張状態・硬直状態	1
	他動運動に対する強い抵抗があり、最後まで行うことができない	極度の緊張状態あるいは硬直状態	2
人工呼吸器の順応性（挿管患者）	アラームの作動がなく、人工呼吸器と同調した状態	人工呼吸器または運動に許容している	0
	アラームが自然に止まる	咳き込むが許容している	1
	非同調性：人工呼吸の妨げ、頻回にアラームが作動する	人工呼吸器に抵抗している	2

または

指標	説明		得点
発声（抜管された患者）	普通の調子で話すか、無音	普通の声で話すか、無音	0
	ため息・うめき声	ため息・うめき声	1
	泣き叫ぶ・すすり泣く	泣き叫ぶ・すすり泣く	2

山田章子, 池松裕子：日本語版Critical-Care Pain Observation Tool（CPOT-J）の信頼性・妥当性・反応性の検証. 日本集中治療医学会雑誌 2016：23：134, より引用

D 身体拘束の判断

　意識レベルや鎮静状況にもよりますが、特に気管挿管患者で身体拘束をすることが多くなります（医師の指示のもと、十分な説明と同意を得て行う）。身体拘束は、厚生労働省では**表5**[4]のようなときに行うこととしています。また、**図3**のような代替手段もアセスメントできるフローチャートを利用するのもよいでしょう[4]。

　身体拘束をしていてもなぜか事故抜管されてしまう、といった場面に出くわすことがあります。身体拘束は確実に事故抜管を予防できるわけではないので、身体拘束

表5　身体拘束が可能とされる場合

以下の3項目をすべて満たす場合、「緊急やむを得ない場合」として身体拘束を行える
- **切迫性**：患者本人の生命または身体が危険にさらされる可能性が著しく高い場合
- **非代替性**：身体拘束以外に代替する方法がないこと
- **一時性**：身体拘束は一時的なものであること

厚生労働省：身体拘束に対する考え方「緊急やむを得ない場合に該当する3要件」より引用

図3　身体拘束判断基準フローチャート

[ステップ1] 患者アセスメント

アセスメント項目

患者のサイン
- □ チューブをしきりに触る
- □ しきりに起き上がろうとする
- □ 興奮・イライラ
- □ 幻覚
- □ 繰り返し説明が必要
- □ 意味不明の発語
- □ ぼんやり・うつろ
- □ 多弁
- □ 表情が硬い（無表情）
- □ 一点を凝視している

身体的・精神的・環境的要因

身体的要因
- □ 心疾患
- □ 頭部疾患
- □ 高齢者
- □ 意識障害
- □ 視覚・聴覚障害
- □ 麻酔
- □ 鎮静剤使用
- □ 呼吸状態不安定
- □ 低酸素状態
- □ 循環動態不安定
- □ 負荷の多い処置や検査

精神的要因
- □ 現状の理解不足
- □ 不安定な心理状況（強度の不安やパニック）
- □ せん妄
- □ 見当識の低下
- □ 混乱
- □ 不眠
- □ 死への恐怖

環境的要因
- □ 気管挿管
- □ カテーテル類（DIV、CVライン）
- □ 観血的動脈圧ライン
- □ 膀胱留置カテーテル
- □ ドレーン類
- □ 胃管
- □ モニター類装着
- □ 創部

[ステップ2] 抑制以外の対策：ケア計画

抑制以外の対策：ケア計画

〔可能であればこれらを検討したい〕

1. できるだけ患者の側にいる
チームとしての対策
① できるだけ患者は1対1で受け持つ
② 記録・申し送りはベッドサイド
③ チームで情報を共有し誰かが必ず側にいる
④ 受け持ち看護師の他の処置をカバーする
⑤ 個室のときは部屋から出ないようにする
個人としての対策
① 時間の許す限り付き添う
② 患者との会話を多くする

2. 昼夜のリズムをつける
① 夜間の良眠を促す
② 昼間に刺激をし、生活リズムをつける

3. チューブへの対策を講じる
① チューブの早期抜去：医師と協議をし、最低限のチューブ留置とする
② チューブの固定：固定を強化する、手の届かない場所に固定する
③ チューブを見えないようにする：寝衣の中に通す、包帯などで覆う

④ 抜けても危険性の少ないものへ変更：ex.CVカテーテルを末梢ルートに変更する

4. 家族に協力を求める
① 面会時間を長めにする
② 面会の頻度を多くする
③ 家族に付き添ってもらう

5. 十分な観察を行う
① 観察しやすいベッドの位置にする
② セントラルモニターに注意し観察する

③ 監視カメラ・テレビモニターを利用する
④ 看護師間で情報共有しチームで観察する

6. 患者へ十分な説明を行う
① チューブ留置の必要性・トラブルが起きた際の危険性について繰り返し説明する
② 患者を信用していることを説明する
③ 現状・今後の見通しについて説明する

効果がなければ

[ステップ3] 抑制の判断
医師と協議のもと、抑制を実施し記録する。
抑制中は、毎日ステップ1 にもどり医師と共に評価し記録する

日本集中治療医学会看護部会安全管理小委員会：「ICUにおける身体拘束（抑制）ガイドライン」の作成の経緯—全国ICU看護および身体拘束（抑制）実態調査を基に—．日本集中治療医学会雑誌 2014；21：667. より引用

表6 身体拘束後に確認すること

> さらに、身体拘束の必要性について定期的に見直す

- ☐ 抑制具の不具合はないか
- ☐ 選択した抑制具は適切か（再検討）
- ☐ 適切に身体拘束できているか
  - ● ひもはスライドする場所についていないか
  - ● ひもが患者の手元に届くようになっていないか
- ☐ 患者の体位はどうか
  - ● 足側に体がずれてひもが緩んでいないか
- ☐ 患者の可動域はどうか
  - ● 浅鎮静で上体が起こせる力があるか
  - ● ひもをすり抜けるのではないか

を行った場合は、**表6**の項目を確認しましょう。

　身体拘束は、用具選択、精神面、皮膚の状態など適宜観察、評価が必要です。看護記録上、観察した項目が明確になるように記載しましょう。

観察

　A「固定」、**B**「精神状態」、**C**「疼痛」の項目に関して、勤務帯ごとに観察し、前回と変化がないかをチェックする必要があります。

　人工呼吸器に関連した医療事故としては、回路に関連したものが多いとされています[6]。その原因には、人工呼吸器の回路に関する知識不足や、人工呼吸器の使用状況に対する確認と患者観察の不足が挙げられています。

　人工呼吸療法中は定期的、また人工呼吸に関する処置が行われるたび、患者のバイタルサインと人工呼吸器の設定と作動状況を記録に残すことが義務づけられています。設定が変わったときなどの全身状態の観察ができるようにすることと、観察や記録が習慣化されることが重要です。

　そのために、指示と観察項目がセットになっているファイルや、看護記録、経過観察表へ観察項目ごとに明記しておくことで、経時的に変化を追え、事故抜管の危険性を察知できるようにする必要があります。

説明

　人工呼吸器装着患者は、多くの場合が持続で鎮静されていたり、持続でなくても睡眠薬や抗精神病薬（ハロペリドールなど）を投与されていることが多く、記憶の分断や記銘力の低下などが起こりやすい状態です。

　そのため、人工呼吸器を装着していることなどの身体状況を繰り返し話すことや、日時や場所などの認知を促進するような説明が必要です。

　特に経口挿管の場合、声が出ないことに関して不快感や恐怖感を抱いている場合もありますので、配慮が必要です。

　また、安全面に関して、気管チューブは必要な管であり、身体拘束を必要とすることがあると説明することが求められます。患者の認知の促進は、精神面にも影響があるので、薬剤対応とともに行うようにしましょう。

事故抜管が起こったときの対処

　事故抜管が起こってしまった際には、**図4**のような手順で対応しましょう。

図4 事故抜管時の対応

備えとして行うこと

- P.40「事故抜管を予防する」に沿った管理をする

- 用手的換気（バッグバルブマスク、ジャクソンリース）をベッドサイドに用意しておく

- すぐに再挿管ができるように使用しているチューブのサイズ（太さ）と位置（深さ）は、勤務の際に確認しておく

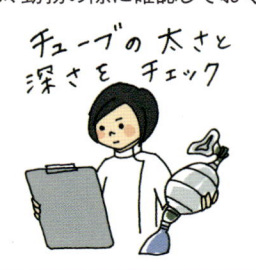

事故抜管

- 患者の呼吸状態を観察するとともに、周囲にいるスタッフにすみやかに声をかけ人員を確保、医師に連絡

- 同時に、換気が保たれないようであれば用手的換気（バッグバルブマスク、ジャクソンリース）での酸素投与、換気を行う

- 気管切開の患者の場合、用手的換気の際は気管切開口をガーゼなどを用いて手で防ぎ、経口からバックバルブマスクで換気する

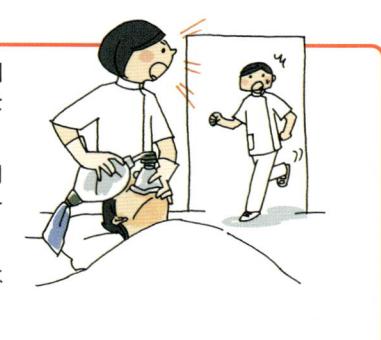

- 救急カートもしくは挿管できる準備をし、使用しているサイズのチューブと、1サイズ下のチューブを用意（入りにくい場合を想定）

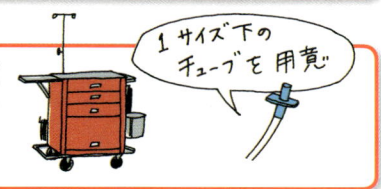

1サイズ下のチューブを用意

- 医師が来たら挿管の介助

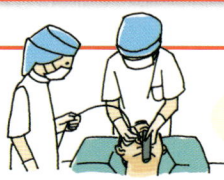

必ずしも再挿管とならずに経過観察のこともある

日本集中治療医学会看護部会 ICUにおける身体拘束（抑制）ガイドライン　表2　http://square.umin.ac.jp/jsicmnd/icuguide_04.pdf（2015.9.9.アクセス）を参考に作成

〈引用文献〉
1. 日本呼吸療法医学会，人工呼吸中の鎮静ガイドライン作成委員会：人工呼吸中の鎮静のためのガイドライン.
http://square.umin.ac.jp/jrcm/contents/guide/page03.html（2019.3.20.アクセス）
2. 卯野木健：簡便にせん妄を評価できるツールは？．EBNursing 2010；10（4）：32.
3. 山田章子，池松裕子：日本語版Critical-Care Pain Observation Tool（CPOT-J）の信頼性・妥当性・反応性の検証.日本集中治療医学会雑誌 2016；23；134.
4. 厚生労働省：身体拘束に対する考え方「緊急やむを得ない場合に該当する3要件」
http://www.mhlw.go.jp/shingi/2006/08/dl/s0801-3k10.pdf（2019.3.20.アクセス）
5. 日本集中治療医学会看護部会安全管理小委員会：「ICUにおける身体拘束（抑制）ガイドライン」の作成の経緯―全国ICU看護および身体拘束（抑制）実態調査を基に―.日本集中治療医学会雑誌 2014；21：667.
6. 人工呼吸器安全使用の指針　第2版.人工呼吸2011；28（2）：210-225.
7. 日本集中治療医学会看護部会 ICUにおける身体拘束（抑制）ガイドライン　表2
http://square.umin.ac.jp/jsicmnd/icuguide_04.pdf（2015.9.9.アクセス）

気管吸引（開放式・閉鎖式）の基本手順と応用ポイント

［写真でわかる］気管吸引の手順

宮薗瑞帆

気管吸引を行う前に

1. 気管吸引の目的

気管吸引の最大の目的は"気道の開存"です。気管吸引は、気道分泌物を除去し、気道の開通性を維持することによって、ガス交換を改善し、気道抵抗と感染リスクを低下させます。

2. 気管の解剖

気管は直径約20～25mm、約11cm長の管で、第2肋骨周囲の高さで左右の主気管支（内径10mm）に分岐します（図1-①）。

右主気管支は約2.5cm長で、左主気管支（約4.5cm長）に比べ太くて短く、垂直方向に走行しています。そのため、吸引時に気管分岐部を越えた場合は約80%の確率でカテーテルが右主気管支に挿入されます（図1-②）。

図1 気管分岐部までの解剖

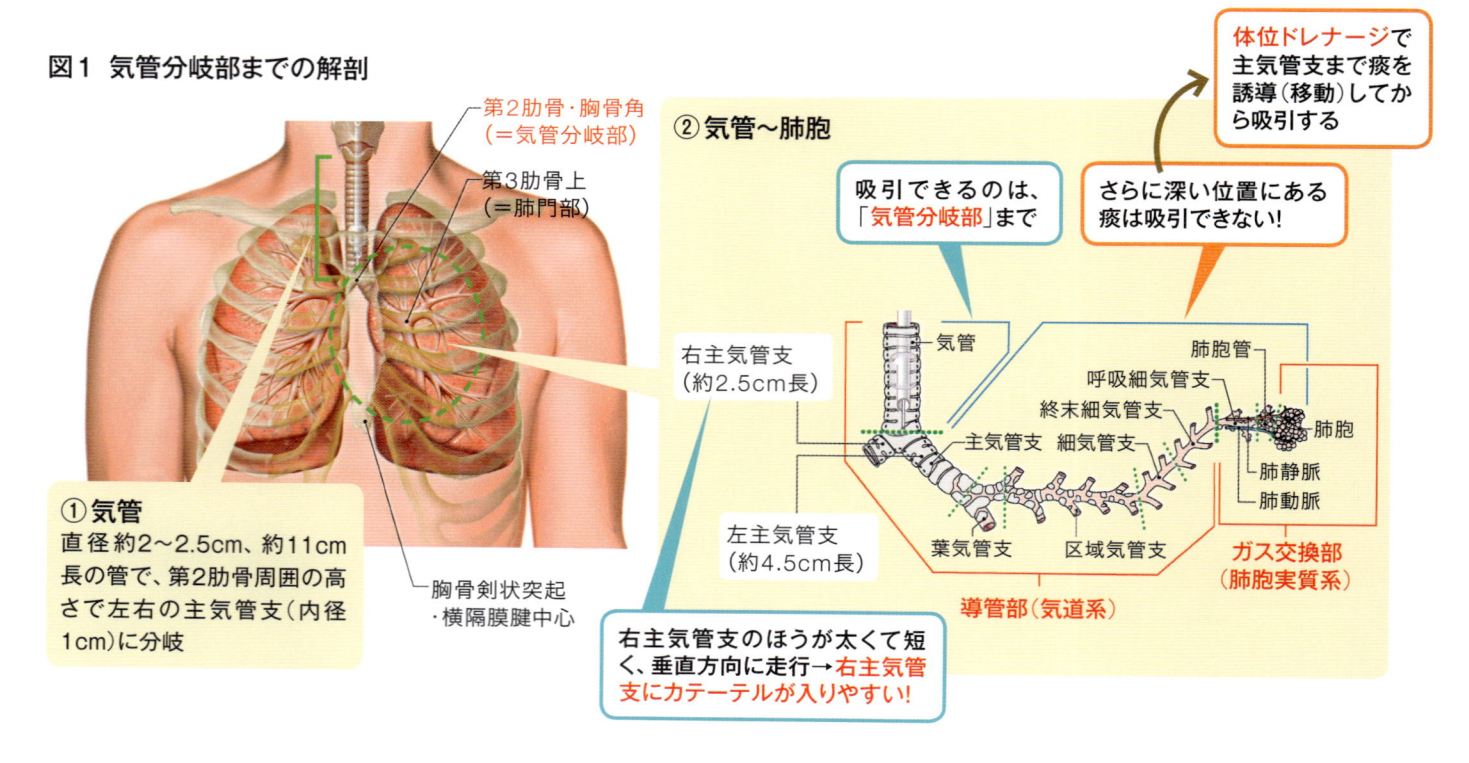

第2肋骨・胸骨角（＝気管分岐部）
第3肋骨上（＝肺門部）

① 気管
直径約2～2.5cm、約11cm長の管で、第2肋骨周囲の高さで左右の主気管支（内径1cm）に分岐

胸骨剣状突起・横隔膜腱中心

② 気管～肺胞

吸引できるのは、「気管分岐部」まで

体位ドレナージで主気管支まで痰を誘導（移動）してから吸引する

さらに深い位置にある痰は吸引できない!

右主気管支（約2.5cm長）
左主気管支（約4.5cm長）

気管
主気管支　細気管支
葉気管支　区域気管支
呼吸細気管支
終末細気管支
肺胞管
肺胞
肺静脈
肺動脈

ガス交換部（肺胞実質系）
導管部（気道系）

右主気管支のほうが太くて短く、垂直方向に走行→右主気管支にカテーテルが入りやすい!

3. 吸引できる部位

吸引できる部位は"気管分岐部（**図2**）まで"で、これより先に痰があっても回収できません（図1-②）。

無理に吸引チューブを深く挿入することは、気管粘膜の損傷や出血を起こすだけでなく、無気肺や肺胞虚脱の要因になります。特に右上葉枝は、気管分岐部からすぐに分岐しているため、レントゲンで右上葉に無気肺を認めた場合には医原性の可能性があり、手技を見直す必要があります。

4. 排痰の3要素

排痰は、①重力（体位ドレナージ）、②痰の粘稠度（加湿）、③空気の量と速度（咳嗽）の3条件がそろったときに可能です。吸引を行うことで合併症（**表1**）を生じる場合もあるため、吸引前に、まずこれら3条件のどれが欠けているのかをアセスメントし、不足しているところに働きかけることが重要です。その後、必要があると判断した場合に吸引を行いましょう。

5. 吸引するタイミング

吸引するタイミングは、①痰が存在して患者の呼吸を妨げている可能性があり患者が自力で喀出できないとき、②その痰が"気管から気管分岐部の間"にあるとき、の2つの条件が揃ったときです。それ以外の場合は、患者に害を与えるため、定期的に吸引するのではなくしっかりアセスメントを行い実施しましょう。

6. 吸引後の評価

吸引が必要であるとアセスメントを行い実施したのであれば、その評価をしっかり観察し記録に残すことも大切です。**表2**に観察のポイントを挙げます。

図2 気管分岐部

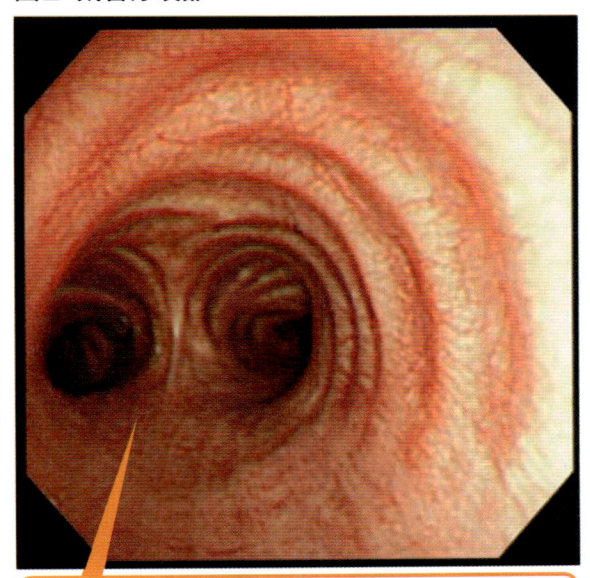

粘膜は弱いため、刺激が加わると出血や損傷を容易に起こしやすい

表1 吸引によって生じる合併症

- ● **低酸素血症**
- ● **肺胞虚血・無気肺**
- ● **気管粘膜損傷**
- ● **異常血圧（高血圧・低血圧）**

　　特に頻度が高い症状

- ● 感染　● 気管攣縮　● 高炭酸ガス血症
- ● 不整脈・徐脈・頻脈　● 頭蓋内圧亢進
- ● エネルギー消費　など

表2 観察のポイント

- ・分泌物の除去ができたか？
- ・量、性状は？
- ・呼吸音は改善したか？
- ・気道内圧は低下したか？
- ・湿性咳嗽（バッキング）は消失したか？
- ・SpO_2は改善したか？
- ・自覚症状は改善したか？
- ・呼吸数や心拍数は改善したか？　など

気管吸引の準備

1 気管分岐部のあたりで聴診し、痰の貯留があることを確認します（**表3**、**図3**）。

表3 痰貯留の主な確認方法

- ● 胸骨角周囲で分泌物が存在する副雑音（断続性ラ音）の聴取（図1参照）
- ● 気道内圧の上昇
- ● 換気量の低下
- ● 気管チューブの振動（回路内に水貯留がないことが前提）
- ● 人工呼吸器モニタ上のフローボリュームパターンの変化（呼気波形のブレ）
- ● 咳嗽反射　　など

図3 フローボリュームパターンの変化

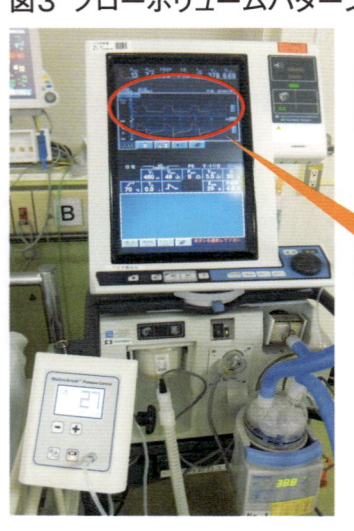
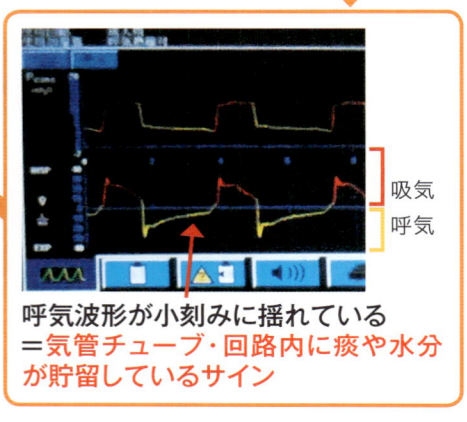

吸気
呼気

呼気波形が小刻みに揺れている
＝気管チューブ・回路内に痰や水分が貯留しているサイン

2 使用する吸引カテーテルが、気管チューブ内径の2分の1以下のサイズかどうか確認します（**図4**）。

> **ポイント**
> ● 細い吸引カテーテルの場合：吸引抵抗が高いため吸引圧と時間が必要⇒**粘膜損傷、低酸素血症の危険性**がある
>
> ● 太い吸引カテーテルの場合：肺内の酸素、吸引カテーテル周囲の空気の吸引量が増える⇒**無気肺、低酸素血症の危険性**がある

3 標準予防策（手指消毒後、ディスポーザブル手袋・エプロン・マスク装着）を実施します。

図4 吸引カテーテルにおけるサイズのめやす

気管チューブ（内径＝mm）	5.5	6.0	6.5	7.0	7.5	8.0	8.5
吸引カテーテル（外径＝Fr）	8	8	8	10	10	12	12

サイズの比較（気管チューブ7.0mmのとき）

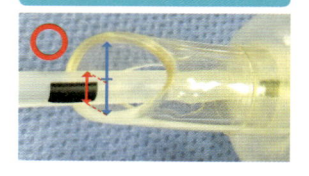
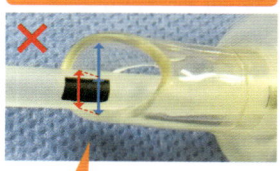

10Fr使用（内径比0.47）　　12Fr使用（内径比0.57）

例えば12Frでは、内径の"2分の1以下"を超えてしまう

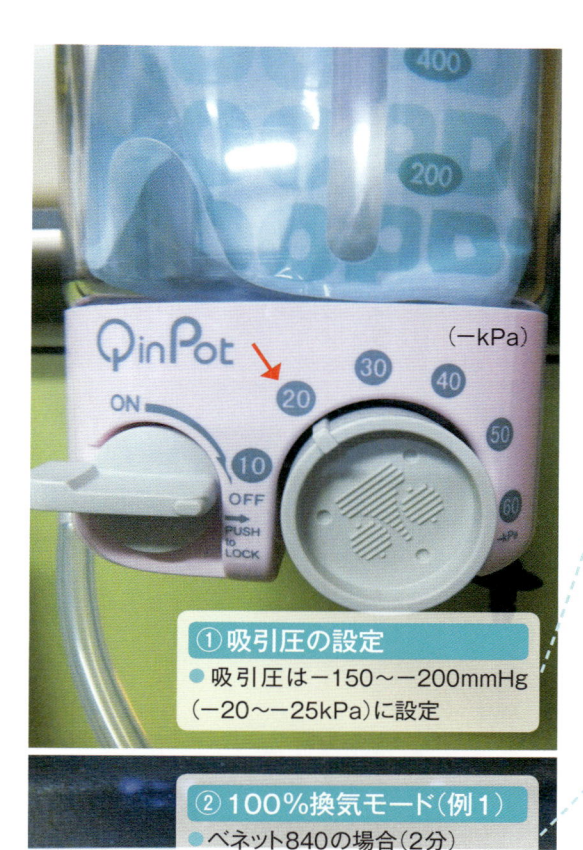

① 吸引圧の設定
● 吸引圧は−150〜−200mmHg
（−20〜−25kPa）に設定

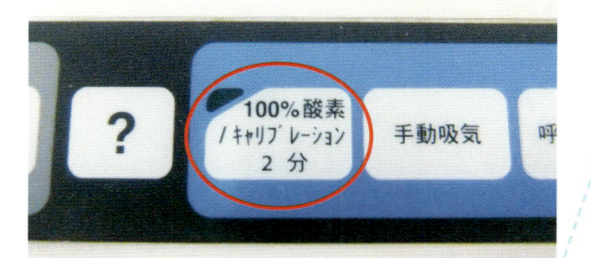

② 100%換気モード（例1）
● ベネット840の場合（2分）

③ 100%換気モード（例2）
● エビタXLの場合（180秒）

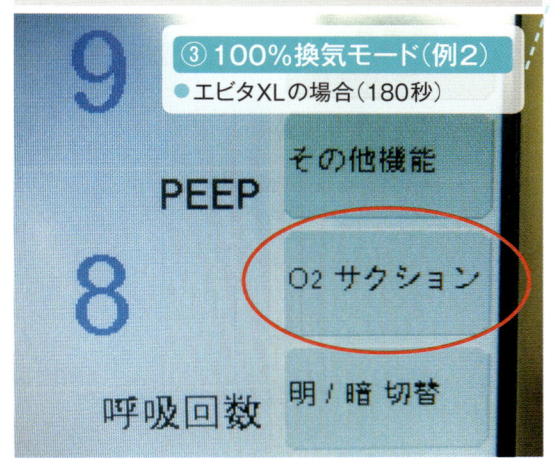

4 吸引圧を−150〜−200mmHg（−20〜−25kPa）に設定します（**写真①**）。

ポイント ● 過度の吸引圧は、**肺胞の虚脱や低酸素血症、気管壁の損傷、出血**を起こす

● 痰の粘稠度が高いとき、吸引圧を上げると、得られる効果より弊害のリスクが高い場合がある

● 吸引圧を上げる前に体液バランスや加湿状態をアセスメントし、体位ドレナージを取り入れるなど対応を考える

5 気管吸引の前に口腔・カフ上部を吸引します。

6 人工呼吸器のアラーム消音ボタンを押し、呼吸状態が悪い患者では「100%換気モード（**写真②、③**）」で酸素化を図ります。

ポイント ● 酸素投与モードがない機種の場合には、人工呼吸器回路を外した後、酸素化を図るために**バッグバルブマスクかジャクソンリースを用いて用手的換気**を行う

開放式気管吸引の手順

1 不潔にならないよう、5分の1程度開封して、中央配管の吸引ホースと吸引カテーテルを接続します（**写真①**）。

2 滅菌手袋を装着します（**写真②**）。

3 人工呼吸器回路を外し（**写真③**）、吸引圧をかけた状態[*1]で吸引カテーテルを気管分岐部まで清潔操作で挿入します（**写真④**）。

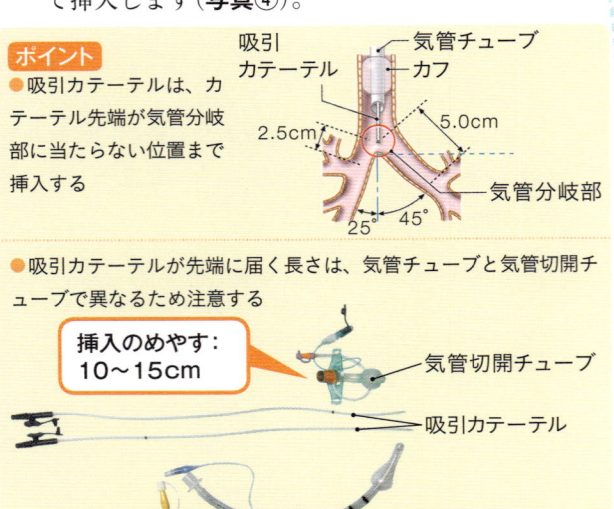

ポイント
- 吸引カテーテルは、カテーテル先端が気管分岐部に当たらない位置まで挿入する

吸引カテーテル｜気管チューブ｜カフ｜2.5cm｜5.0cm｜気管分岐部｜25°｜45°

- 吸引カテーテルが先端に届く長さは、気管チューブと気管切開チューブで異なるため注意する

挿入のめやす：10〜15cm ｜ 気管切開チューブ ｜ 吸引カテーテル ｜ 気管チューブ

挿入のめやす：気管チューブの長さ＋2〜3cm

4 分泌物が多い気管分岐部周辺では、ゆっくり吸引しながらカテーテルを引き、それ以降はすばやく引き戻すように吸引を行います。吸引時間は10〜15秒以内です。

5 人工呼吸器を再装着し、呼吸を評価します。その結果、再度吸引が必要と判断した場合は、経皮的酸素飽和度（SpO_2）や呼吸状態の回復を待ってから行います。

[*1] 日本呼吸療法医学会の『気管吸引ガイドライン』(2007)では『挿入中は吸引を止めておく』とあるが、①気管チューブ内径の2分の1程度以下の太さの吸引カテーテルで挿入時に吸引する空気量では肺内のガス容量を著しく減少することはない、②吸引カテーテルを折り曲げて挿入し、再び開放させた場合に、一時的ではあるが局所に高い陰圧がかかり気管粘膜を損傷する恐れがある、との理由から陰圧をかけたまま挿入する方法もある。

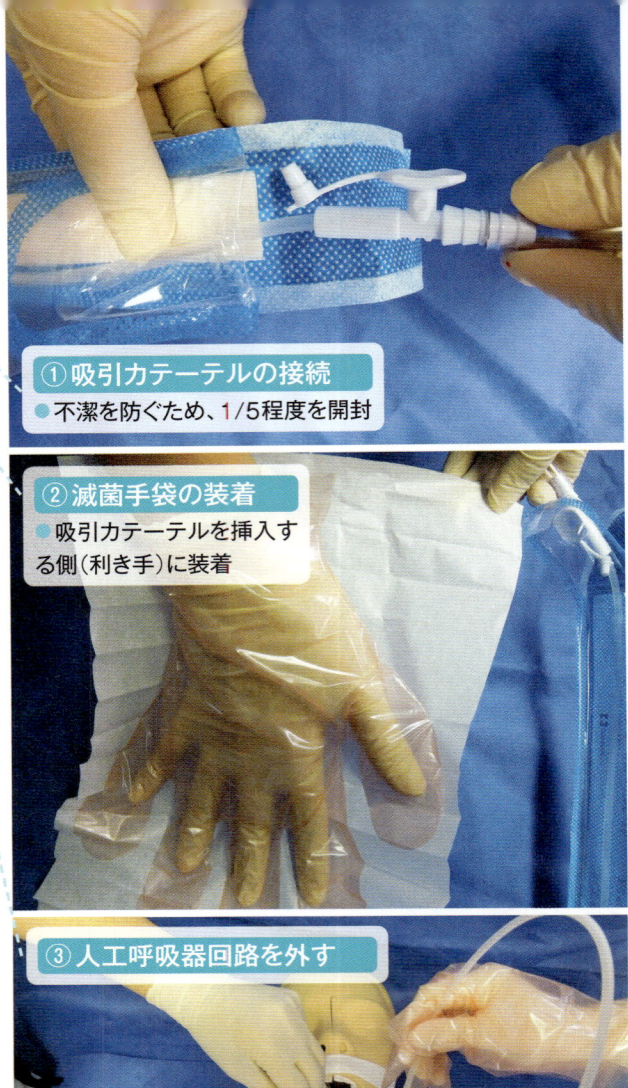

① 吸引カテーテルの接続
- 不潔を防ぐため、1/5程度を開封

② 滅菌手袋の装着
- 吸引カテーテルを挿入する側（利き手）に装着

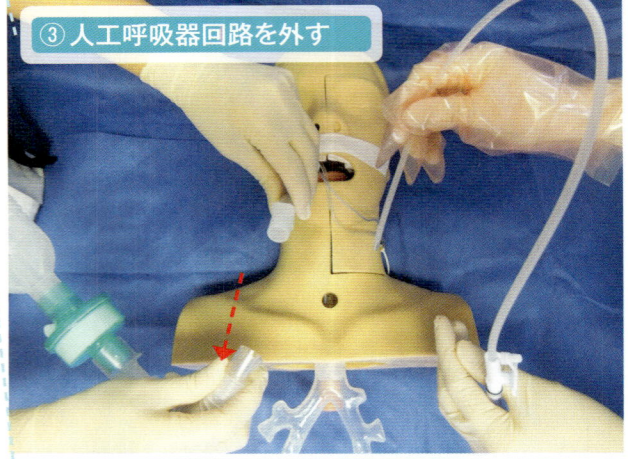

③ 人工呼吸器回路を外す

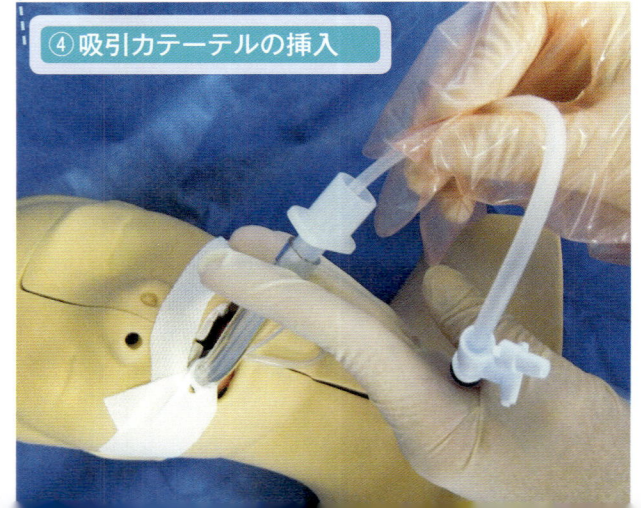

④ 吸引カテーテルの挿入

閉鎖式気管吸引の手順

1 前述の「気管吸引の準備」1〜6までは同様です。

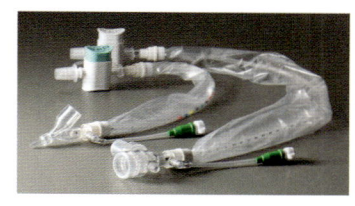

● 閉鎖式吸引システム
（例：エコキャス™、
コヴィディエンジャパン株式会社）

2 吸引ホースを閉鎖式吸引カテーテルに接続します
（**写真⑤**）。

3 コントロールバルブを180°回転させロックを解除
します（**写真⑥**）。

4 コントロールバルブを押して、吸引圧がかかるか確
認します（**写真⑦**）。

5 （気管チューブと呼吸器回路の間に閉鎖式吸引シス
テムを接続し）気管チューブとL字型コネクターの
接続部が外れないように保持します（**写真⑧**、**⑨**）。

> **ポイント** ● 接続部が外れると酸素投与の中断、PEEPが解除さ
> れ、**低酸素血症**や**肺胞虚脱**につながる

6 スリーブ内の吸引カテーテルを気管分岐部の手前ま
で挿入します。めもりを合わせると、先端が同じ長
さになります（**図4**）。

図4 吸引カテーテルの挿入

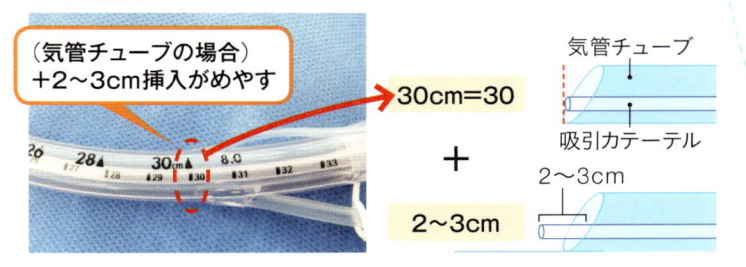

（気管チューブの場合）
＋2〜3cm挿入がめやす

30cm＝30

＋

2〜3cm

気管チューブ

吸引カテーテル

2〜3cm

> **ポイント** ● 吸引カテーテルをそ
> れ以上挿入した場合、
> 吸引カテーテルの先端
> が気管分岐部を越えて
> しまうため、**挿入の
> 長さを把握**すること が
> 重要である（P.54コラ
> ム参照）

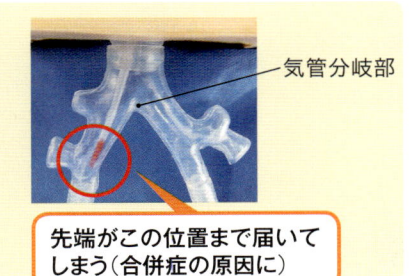

気管分岐部

先端がこの位置まで届いて
しまう（合併症の原因に）

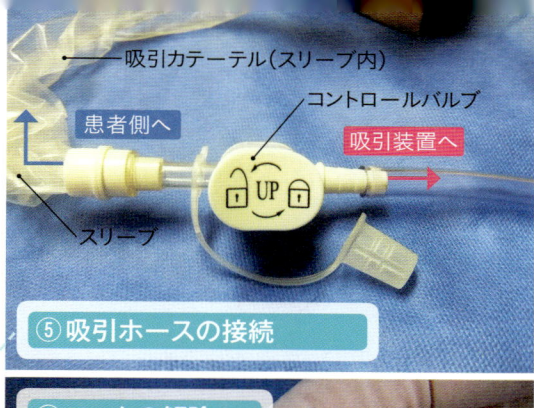

吸引カテーテル（スリーブ内）

患者側へ

コントロールバルブ

吸引装置へ

スリーブ

⑤ 吸引ホースの接続

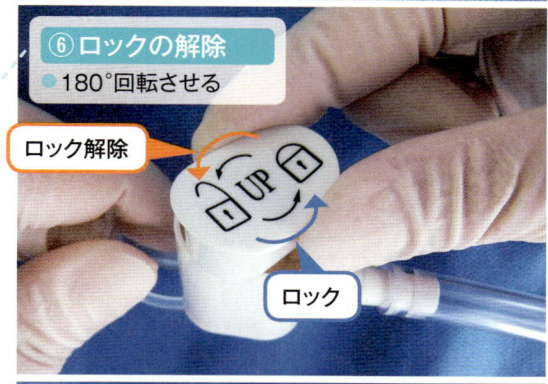

⑥ ロックの解除
● 180°回転させる

ロック解除

ロック

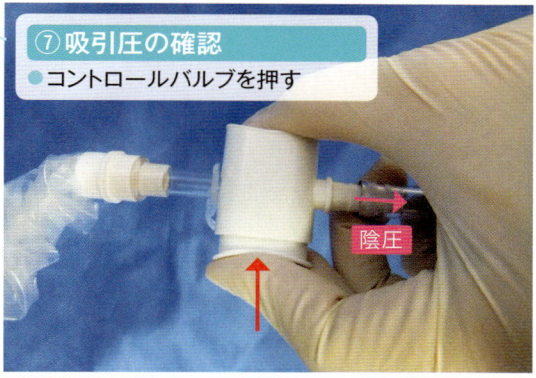

⑦ 吸引圧の確認
● コントロールバルブを押す

陰圧

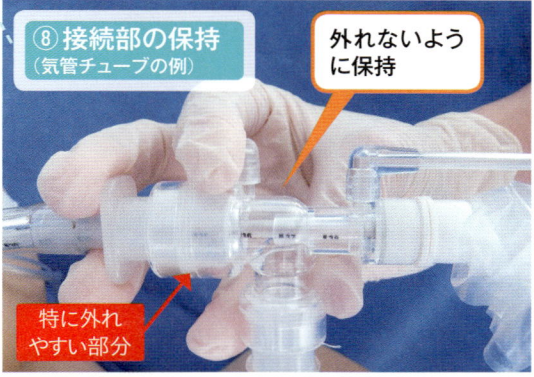

⑧ 接続部の保持
（気管チューブの例）

外れないよう
に保持

特に外れ
やすい部分

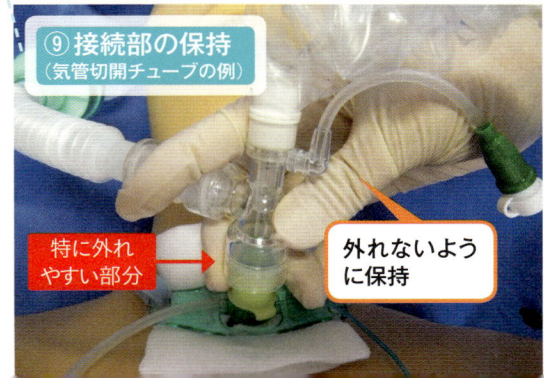

⑨ 接続部の保持
（気管切開チューブの例）

特に外れ
やすい部分

外れないよう
に保持

7 気管分岐部まで挿入したら、1〜2cmまではゆっくり吸引しながら引き抜きます（上下に動かさない）（**写真⑩**）。それ以降はすばやく、吸引カテーテル先端のマーカーが確認できるまで引き戻します。吸引時間は10〜15秒以内です。

> **ポイント** ●引き抜きすぎるとスリーブ内にガスが流入し、低換気になる可能性がある
> ●カテーテル先端が気管チューブ内に残ってしまうと気道抵抗が高まる可能性がある

8 痰の性状を確認し、吸引カテーテル内腔を洗浄するため、吸引圧をかけながら生理食塩水を5〜10mL注入して吸引します（**写真⑪**）。

9 コントロールバルブを180度回転させ、次の吸引までロックします。

10 呼吸状態を評価します。その結果、再度吸引が必要と判断した場合は、経皮的酸素飽和度（SpO_2）や呼吸状態の回復を待ってから行います。

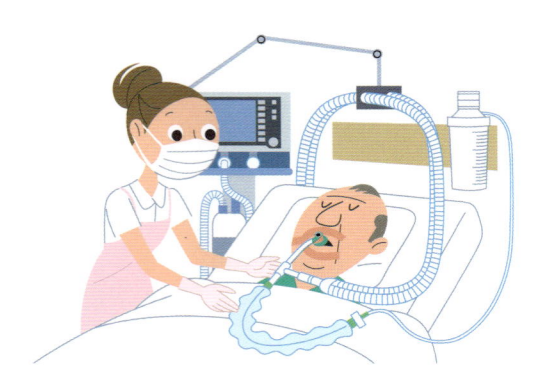

Column

気管切開時の適切なカテーテル挿入の長さは**12〜15cmがめやす**となります。

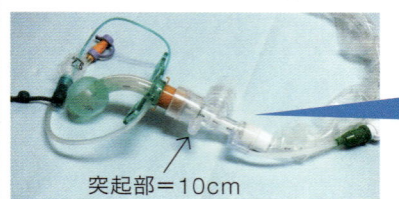

突起部＝10cm

> エコキャス™の場合、気管切開では、突起部（→）が10cmとなり、挿入のめやすとなる

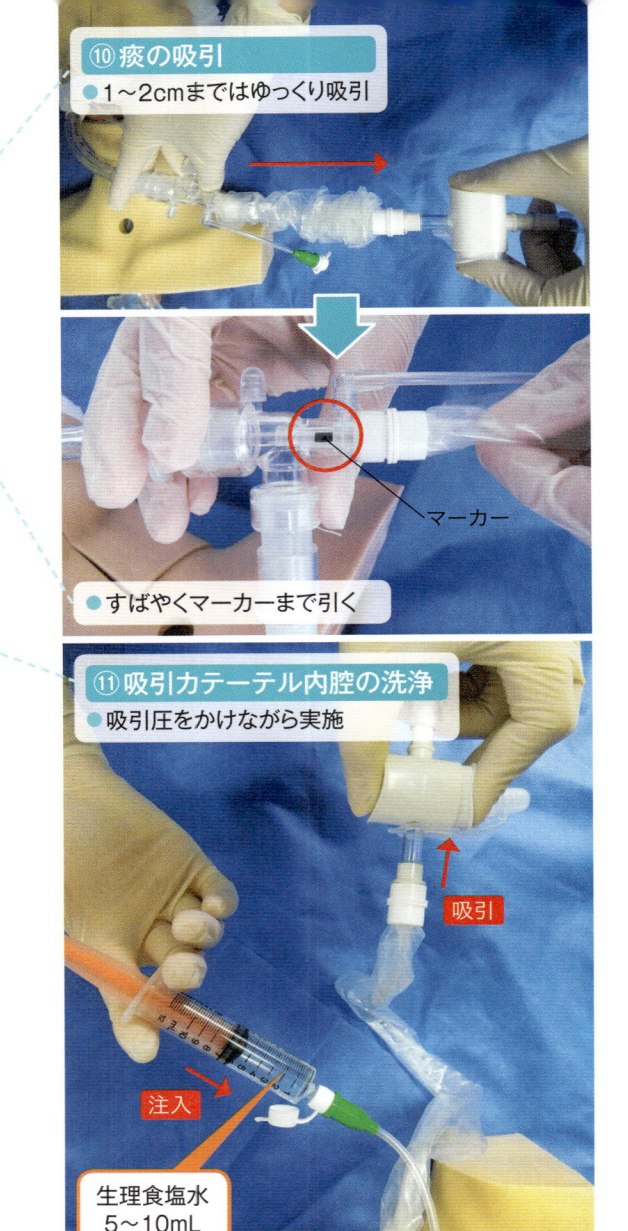

⑩ 痰の吸引
●1〜2cmまではゆっくり吸引

マーカー

●すばやくマーカーまで引く

⑪ 吸引カテーテル内腔の洗浄
●吸引圧をかけながら実施

吸引

注入

生理食塩水
5〜10mL

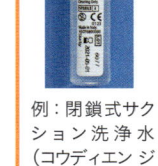

例：閉鎖式サクション洗浄水（コウディエン ジャパン株式会社）

閉鎖式吸引システムの交換のめやす

閉鎖式吸引システムは、種類により24～72時間と交換の期間が異なります（**表4**）。院内で使用している閉鎖式吸引がどのタイプになるのか確認が必要です。

また、付属の"曜日シール"を用いることで、交換忘れを防ぎます。

〈参考文献〉
1. 道又元裕：正しく・うまく・安全に気管吸引・排痰法. 南江堂, 東京, 2012.
2. 卯野木健：決定版 人工呼吸ケアのポイント300. 呼吸器ケア 2012年冬季増刊号, メディカ出版, 大阪, 2012.
3. 宇都宮明美：誰でもわかる人工呼吸器 はじめの一歩. 照林社, 東京, 2012.

表4 閉鎖式吸引システムの交換のめやす（一例）

製品名	交換のめやす
エコキャス™ （コヴィディエンジャパン株式会社）	24時間まで
サクションプロ （スミスメディカル・ジャパン株式会社）	72時間まで
成人用トラックケアー24 （ハリヤード・ヘルスケア・インク）	24時間まで
成人用トラックケアー72 （ハリヤード・ヘルスケア・インク）	72時間まで

各添付文書を参考に作成

Column

閉鎖式吸引で起こった事故

閉鎖式気管吸引の使用は、基本的に**人工呼吸器装着患者のみ**です。

医療安全情報[1]などの報告によると、閉鎖式吸引に関連する以下のようなトラブルが生じています。

これらの事故は、どこの施設でも起こりうる問題でしょう。呼吸補助具を使用する場合、解剖生理についての基礎知識と製品の構造をよく理解し、"危険となる行為ではないか"個人で判断せず複数人での確認を行い、安全面が確保されてから使用します。

トラブル例 1 気管チューブの長さ調節（切断）で、吸引カテーテルも一緒に切断！

- 閉鎖式吸引システムの吸引カテーテル先端が気管チューブ内にとどまっており、そのことに気づかず気管チューブとともに吸引カテーテルを切断した*。
- その際、切断された吸引カテーテルの先端部分が気管内に脱落した。

*閉鎖式吸引システムや回路の重みが原因で事故抜管や皮膚障害を起こす可能性がある。死腔軽減目的で気管チューブを切断し、長さを調節することがあるが、現在はリスク予防の観点からほとんど行われていない。

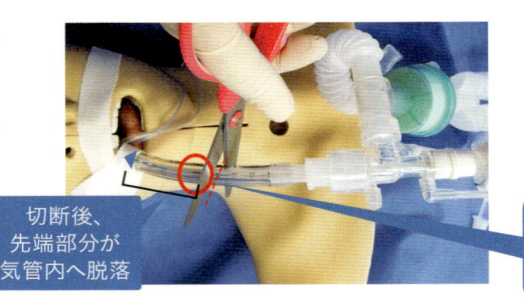

切断後、先端部分が気管内へ脱落

トラブルを防ぐには？
吸引実施後は、**必ず吸引カテーテルを"マーカー部分"まで引き戻す**

吸引カテーテルが、マーカー部分まで引き戻されていなかった

人工呼吸器装着でない患者に閉鎖式吸引を使用して生じた事故

トラブル例 2 気管切開チューブに閉鎖式吸引システムを"直接"装着し、窒息！

- 人工呼吸器を使わず気管切開チューブに閉鎖式吸引システム（ダブルスイベル型）を直接装着したため、呼気排出ルートが確立されず、窒息に至った。
- そのほか、気管チューブと閉鎖式吸引システムの接続が緩んで外れ、低酸素血症や窒息を招く場合もある。

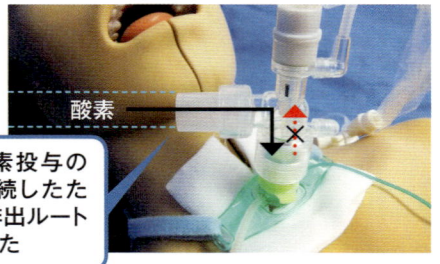

酸素

ここに酸素投与の蛇管を接続したため、呼気排出ルートがなくなった

トラブルを防ぐには？
酸素投与中、気管切開チューブに閉鎖式吸引システムを接続するには、**Tチューブ型を選択し、必ず吸気・呼気ルートが確立されているか確認する**

必ずキャップを外して、短蛇管を装着

酸素投与の蛇管と接続
気管切開チューブと接続

- 閉鎖式吸引カテーテル サクションプロ ダブルルーメン Tピース気管切開用（スミスメディカル・ジャパン株式会社）

トラブル例 3 Tピース＋酸素投与での接続時、呼気キャップを外し忘れて窒息！

- 人工呼吸器装着でない患者の酸素投与中、閉鎖式吸引システムを接続する際、呼気側のキャップがついたままとなっており、換気困難な状況で死亡した。

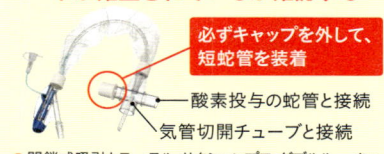

酸素投与の蛇管
閉鎖式吸引システム
酸素
キャップ　気管チューブ

キャップがついたままで、呼気排出ルートがなくなった

トラブルを防ぐには？
Tピース＋酸素投与で接続するときは、**必ずキャップを外す**（さらに、吸入酸素濃度を安定させるため短蛇管を装着する）

〈引用文献〉

1. 医薬品医療機器総合機構：閉鎖式吸引カテーテルの取扱い時の注意について．PMDA医療安全情報No.32, 2012年6月．http://www.pmda.go.jp/files/000145388.pdf（2019.3.20アクセス）

加温加湿器と人工鼻の使い分け方

山口庸子

山口庸子

自然呼吸と人工呼吸の違い

気管チューブや気管切開チューブを留置している患者には、加温加湿器または人工鼻を用いた加湿が必要です。

健康な人が大気中で自然呼吸している様子を**図1-①**に示します。特にここでは、加温・加湿の観点から呼吸ガスの"温度と湿度"に注目しています。図1-①のように吸入された空気（a）は、鼻咽頭（b）・喉頭・気管・気管分岐部（c）を通過しながら気道粘膜から加温・加湿さ

図1　自然呼吸と人工呼吸による加温・加湿の違い

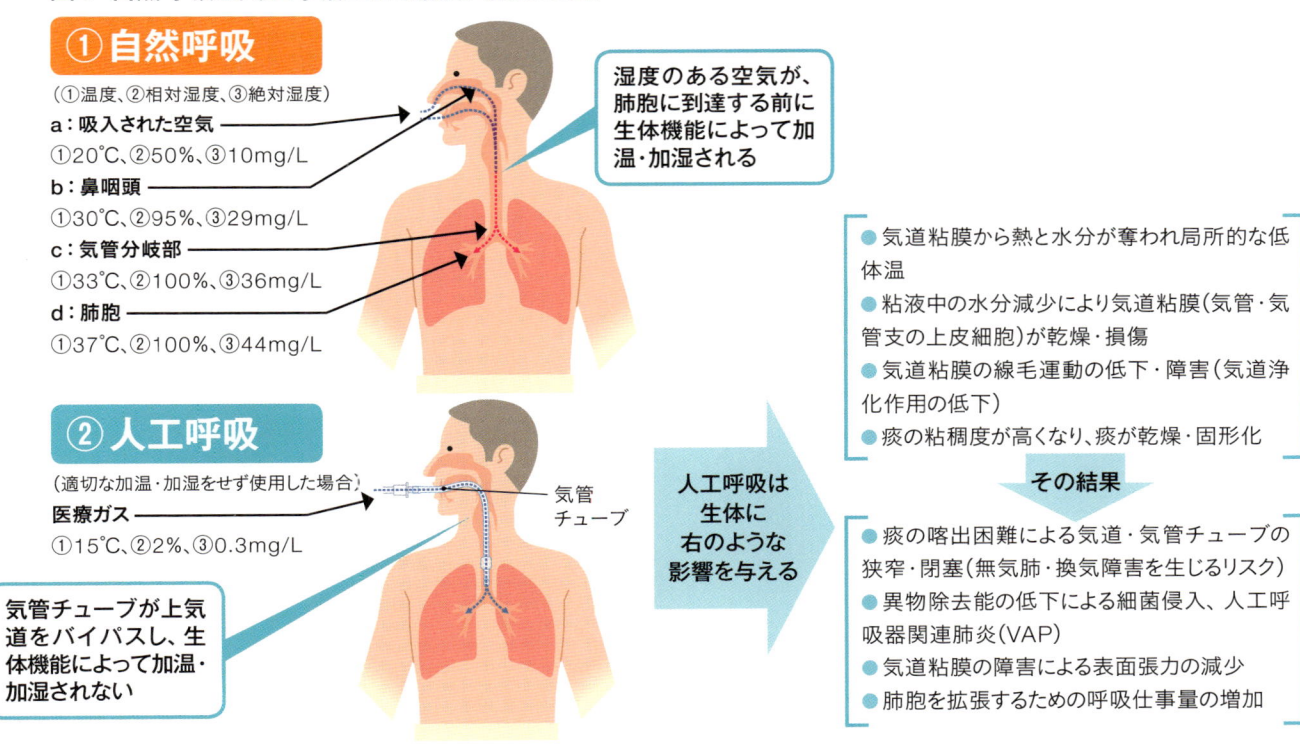

① 自然呼吸

（①温度、②相対湿度、③絶対湿度）

a：吸入された空気
①20℃、②50%、③10mg/L

b：鼻咽頭
①30℃、②95%、③29mg/L

c：気管分岐部
①33℃、②100%、③36mg/L

d：肺胞
①37℃、②100%、③44mg/L

湿度のある空気が、肺胞に到達する前に生体機能によって加温・加湿される

② 人工呼吸

（適切な加温・加湿をせず使用した場合）

医療ガス
①15℃、②2%、③0.3mg/L

気管チューブ

気管チューブが上気道をバイパスし、生体機能によって加温・加湿されない

人工呼吸は生体に右のような影響を与える

- 気道粘膜から熱と水分が奪われ局所的な低体温
- 粘液中の水分減少により気道粘膜（気管・気管支の上皮細胞）が乾燥・損傷
- 気道粘膜の線毛運動の低下・障害（気道浄化作用の低下）
- 痰の粘稠度が高くなり、痰が乾燥・固形化

その結果

- 痰の喀出困難による気道・気管チューブの狭窄・閉塞（無気肺・換気障害を生じるリスク）
- 異物除去能の低下による細菌侵入、人工呼吸器関連肺炎（VAP）
- 気道粘膜の障害による表面張力の減少
- 肺胞を拡張するための呼吸仕事量の増加

れ、肺胞付近（d）ではほぼ37℃、相対湿度100％、絶対湿度44mg/Lになります（相対湿度と絶対湿度のくわしい定義についてはp.61、コラム参照）。

このように、健康な人の自然呼吸は、大気に湿度があり、しかも気道を通して呼吸している点がポイントです。

それでは、人工呼吸器装着中の人工呼吸（図1-②）ではどうでしょうか。人工呼吸器からのガス（酸素と圧縮空気の混合気）は低温で水分がほとんど含まれていません（15～20℃、相対湿度0～5％）。気管挿管しているので、この乾燥したガスは、上気道には触れず気管チューブ内を通って気管の中まで直接入っていくことになります。

つまり、人工気道を挿入中の患者では、生体機能による加温・加湿が行われない状態となっているのです。

さらに、人工呼吸器により加湿されていない乾燥したガスがそのまま気管に入っていくと、生体には図1-②のような影響があります。

加温加湿器と人工鼻の特徴

1. 特徴

加温・加湿の方法には、加温加湿器（**表1-①**）と人工鼻（**表1-②**）の2通りがあります。なお、加温加湿器と人工鼻は併用禁忌です。なぜなら、人工鼻の過度の吸湿による流量抵抗の増加や、人工鼻の閉塞の危険があるためです。

特に人工鼻を使用中は、表1-②に示すポイントに注意しましょう。

2. 加温加湿器と人工鼻の比較

①加湿能力

人工鼻での吸気絶対湿度は30mg/L前後であり、加温加湿器の吸気絶対湿度よりも一般には低いです。

そのため、加湿が不十分となる場合も生じます。

表1 加温・加湿の方法

①加温加湿器（heated humidifier：HH）

● **適応**：禁忌はなく、どの患者でも使用できる
● **構造**：ガスが水面を通過するときに水蒸気を含ませる
● **種類**：「ヒータワイヤー式加温加湿器」（人工呼吸器はほぼこのタイプ）と「加湿式加温加湿器」（ヒータワイヤーを使用しないタイプ）がある
● 非侵襲的陽圧換気（NPPV）や在宅人工呼吸器などで使用されている

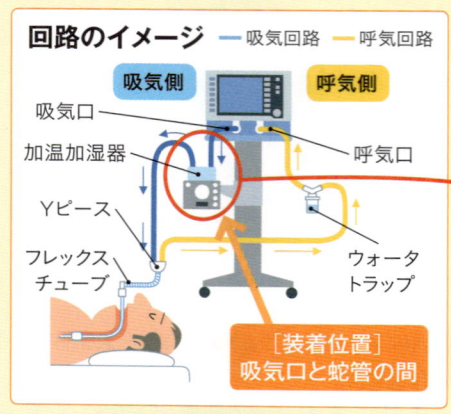

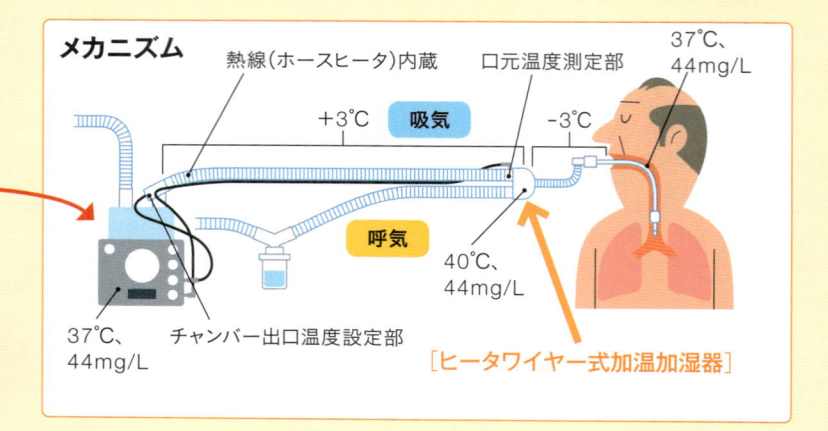

井上辰幸：気道加湿 人工鼻の適応と実際. 人工呼吸管理実践ガイド. 道又元裕, 小谷透, 神津玲編, 照林社, 東京, 2009：212. を参考に作成

②感染面

人工鼻は呼吸器回路に結露がないので、細菌汚染を予防する点から有利と考えられます。特に、細菌フィルター機能をもつ人工鼻（HMEF）の場合は、気道・肺の感染を低減できたという報告が多くなされています。

しかし、CDC ガイドライン[1]では加温加湿器と人工鼻との比較において、感染予防の見地からの優位性は、現在のところ未解決としています。ただし、結核などの空気感染の危険がある場合は、人工鼻の使用は感染予防上有利とされます。

③扱いやすさ

人工鼻は呼吸回路が単純で、使用方法・管理方法が簡便です。一方、加温加湿器の場合は人工鼻に比べて人工呼吸回路が複雑化します。

人工鼻を使用中の注意点

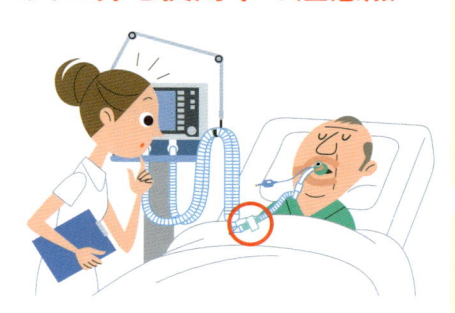

[注意点①]
間欠的にネブライザーで薬剤を投与する場合は、必ず一時的に人工鼻を外す
● 薬剤が気道に到達しない
● 薬剤により人工鼻の目詰まりを起こし、回路閉塞や気道抵抗の上昇を招く

[注意点②]
痰の性状を注意深く観察する
● 分泌物の増加や粘稠度など
● 加湿不足の場合には、加温加湿器への変更を検討する
（『加温・加湿効果のアセスメント』についてはp.61を参照）

[注意点③]
分泌物で人工鼻が汚れていたら、交換日に関係なく交換する
● 汚れていなければ48時間より頻繁には交換しなくてよい[1]といわれているが、24時間交換を推奨しているものもある

---

② 人工鼻（heat and moisture exchanger：HME）

● **適応**：禁忌症例がある（詳細は後述の表3を参照）
● **構造**：内部は繊維、紙、スポンジなどでできており、呼気時に含まれる熱や水分の一部を人工鼻に一時貯え、次の吸気時に放出する
● 加湿効率は、患者の呼気の熱と湿度の影響を受ける
● 機種によって加湿効率や気流抵抗、機械的死腔量、さらにはバクテリアフィルター機能の有無などの違いがある。バクテリアフィルターでは、黄色ブドウ球菌、HCV、結核菌をブロックする
● 短時間（96時間以内）の使用や移動中に適している

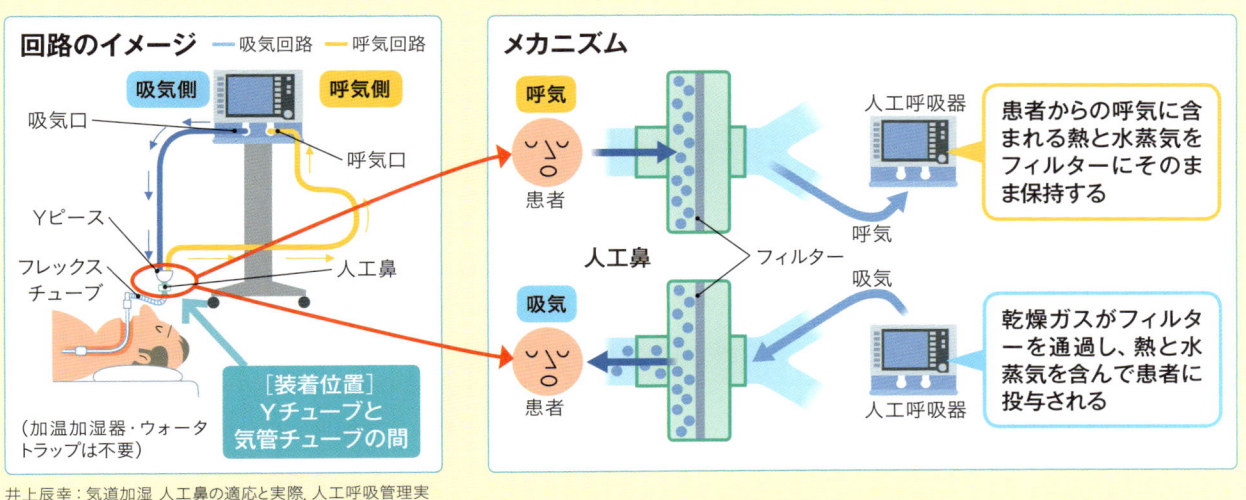

回路のイメージ — 吸気回路 — 呼気回路

吸気側　呼気側
吸気口
呼気口
Yピース
フレックスチューブ
人工鼻
（加温加湿器・ウォータトラップは不要）

[装着位置]
Yチューブと気管チューブの間

メカニズム

呼気　患者
人工鼻　フィルター
吸気　患者
呼気
吸気

患者からの呼気に含まれる熱と水蒸気をフィルターにそのまま保持する

乾燥ガスがフィルターを通過し、熱と水蒸気を含んで患者に投与される

人工呼吸器

井上辰幸：気道加湿 人工鼻の適応と実際. 人工呼吸管理実践ガイド, 道又元裕, 小谷透, 神津玲編, 照林社, 東京, 2009：212. を参考に作成

表2 加温加湿器・人工鼻の使用で生じる合併症

使用機器	合併症
加温加湿器	● 過湿度・過温によって高体温、上気道熱傷を起こす危険性がある ● 加温加湿器内の溜まった水や凝集物が気管内に流入し、誤嚥につながる ● 回路を患者から外すとき、回路内の汚染された凝集物がエアゾルとなって吹き出し、交差感染を起こす可能性がある ● 回路内の凝集物が溜まって、人工呼吸器と患者との同調性が悪化する
人工鼻	● 人工鼻の容量は死腔量となるため、死腔の増大によりCO_2呼出が妨げられ低換気を生じる ● 人工鼻の挿入によって抵抗が増大し、呼吸仕事量が増大する ● 加湿不足の場合、痰による閉塞が起こりうる

表3 人工鼻の使用を避けたほうがよい症例

→ 加温加湿器への変更を検討

- 痰の粘稠度が高く、吸引しづらい場合
- 大量の痰や気道出血などがあり、気管分泌物が噴き出して人工鼻まで到達してしまう場合
- 人工鼻の気流抵抗や機械的死腔が問題となる場合（高CO_2血症の患者、ウィニング困難な患者では注意が必要）
- 自発呼吸下にあり、分時換気量が10L/分以上の患者
- 気管支胸膜瘻や気管内チューブのカフ漏れなど、肺・気道から大量のガスリークがある場合（呼気時の一回換気量*が、吸気時の70%以下である患者）
- 低体温療法中の患者（<32℃）

＊一回換気量：1回の呼吸で吸い込む空気の量

④コスト面

人工鼻のほうが低コストです。しかし、定期的な交換までに3回以上交換する、もしくは10日以上の長期使用症例では、加温加湿器のほうが経済的です。

3. 合併症

加温加湿器・人工鼻の使用によって生じる合併症を**表2**に示します。

加温加湿器・人工鼻の適応

加温加湿器は禁忌がなく、どのような患者にも使用できます。一方、人工鼻には適応禁忌（**表3**）があるため注意しましょう。

感染防止や、使用方法が簡便であるという点では、人工鼻が優れています。したがって、人工鼻の禁忌症例以外ではまず人工鼻を使用してみて、患者に必要となる適切な加湿効果が得られているかを評価し、加温加湿器の使用を検討するのも1つの方法です。

実際には、看護師だけでは判断が難しい場合もあると思われます。医師や臨床工学技士にもはたらきかけ、その時点での患者の状態に合った最良の方法をともに検討し、選択できるとよいでしょう。

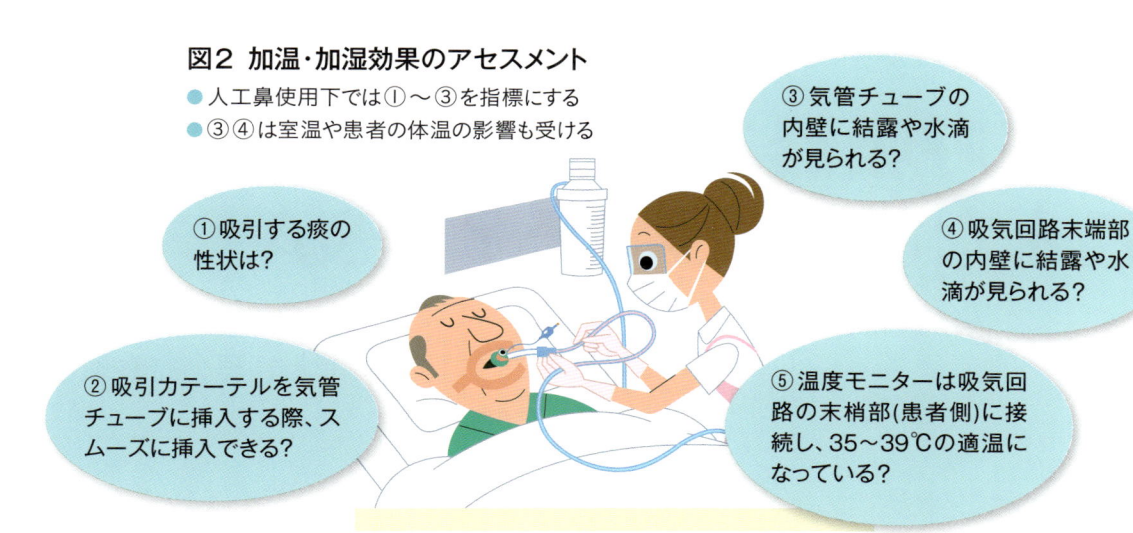

図2 加温・加湿効果のアセスメント

- 人工鼻使用下では①～③を指標にする
- ③④は室温や患者の体温の影響も受ける

①吸引する痰の性状は?

②吸引カテーテルを気管チューブに挿入する際、スムーズに挿入できる?

③気管チューブの内壁に結露や水滴が見られる?

④吸気回路末端部の内壁に結露や水滴が見られる?

⑤温度モニターは吸気回路の末梢部(患者側)に接続し、35～39℃の適温になっている?

加温・加湿効果の評価：アセスメントのポイント

加温加湿器・人工鼻を用いている場合は、適切に加温・加湿が実施できているか評価が必要です。アセスメントのポイントを**図2**に示します。

〈参考文献〉
1. GUIDELINES FOR PREVENTING HEALTH-CAREASSOCIATED PNEUMONIA, Recommendations of CDC and the Healthcare Infection Control Practices Advisory Committee, 2003.
2. 磨田裕：加温加湿と気道管理－人工気道での加温加湿をめぐる諸問題. 人工呼吸 2010；27(1)：57-63.
3. 磨田裕：呼吸療法に必要な機器　3加温加湿器. 妙中信之 監修, 呼吸療法マニュアル. メディカ出版, 大阪, 2003：164-173.
4. 道又元裕 編著：人工呼吸ケア「なぜ・何」大百科. 照林社, 東京, 2005.
5. 道又元裕, 小谷透, 神津玲編：人工呼吸管理実践ガイド. 照林社, 東京, 2009：206, 212.

| Column |

「絶対湿度」と「相対湿度」の違い

大気中にガスとして存在できる水分子は、温度とともに増加します。飽和水蒸気量(ある温度で存在できる最大の水蒸気量＝相対湿度100％)以上の水分は「結露」になるため、回路内面に結露があれば吸入酸素が十分加湿されていると確認できます。

絶対湿度が同じでも、温度が異なれば相対湿度は変わります。ですから、湿度について考えるときは、必ず温度も同時に考慮しなければなりません。

①絶対湿度（AH）
＝ガス1Lあたりに実際に含有される水蒸気量

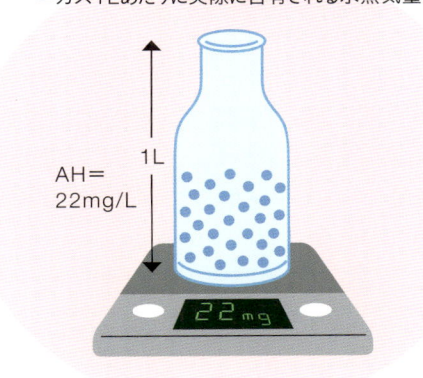

AH＝22mg/L

1L

22mg

②相対湿度（RH）
＝ガスが"含有することのできる最大水蒸気量"と、"実際に含有されている水蒸気量"との比

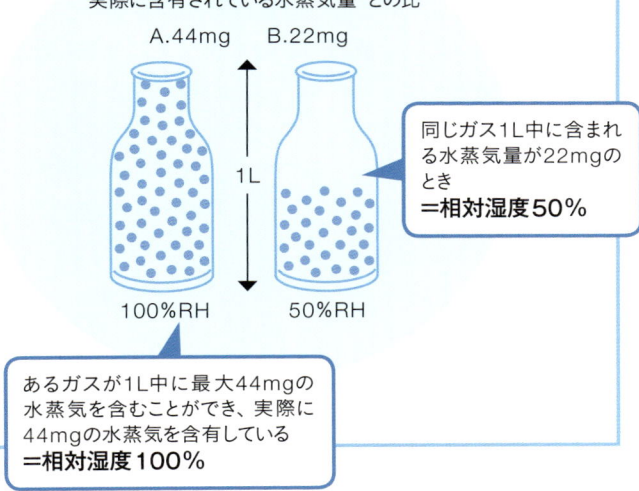

A.44mg　B.22mg

1L

100%RH　50%RH

同じガス1L中に含まれる水蒸気量が22mgのとき＝相対湿度50％

あるガスが1L中に最大44mgの水蒸気を含むことができ、実際に44mgの水蒸気を含有している＝相対湿度100％

井上辰幸：気道加湿 気道加湿の方法と実際. 人工呼吸管理実践ガイド. 道又元裕, 小谷透, 神津玲編, 照林社, 東京, 2009：206. を参考に作成

人工呼吸器エマージェンシー：
こんなときどうする？ Q&A

上北真理、奈良順子、佐藤大樹

Q1 >>>

患者が気管チューブを咬んでしまう場合はどうする？

A

最初に鎮痛・鎮静の評価をして、苦痛の解消に努めます。バイトブロックはその後に検討しましょう。

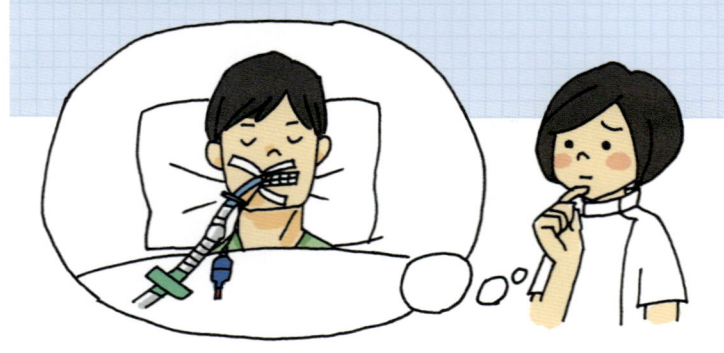

チューブを咬んでしまう原因には、チューブの違和感や口腔ケアなどの処置時に生じる咬反射（物が触れると咬もうとする反射）や、強い興奮状態によるものなどが考えられます。これを放置してしまうと換気が不十分となったり、気管チューブが損傷し入れ替えが必要になるなど、患者に苦痛を与えてしまいます。

バイトブロックを挿入することで、気管チューブを咬まないように予防することは可能ですが、違和感がより強くなり舌でチューブを押し出すリスクが高くなる、口腔内の観察が不十分になりやすい、口唇に潰瘍を形成する危険性などが考えられます。

そのため、まず気管チューブを咬んでいる原因をアセスメントし、鎮痛や鎮静の評価（p.41・表1参照）を行い患者の苦痛を除去します。そして、口腔ケアや吸引時など適切なタイミングや方法でバイドブロックを使用する必要があります。 　　　　　　　　　　　　　（上北真理）

Q2 >>> 吸引カテーテルが入らないとき、どうする？

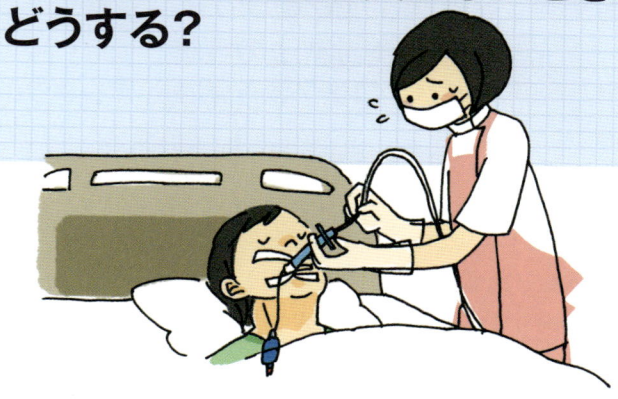

A まず、気管チューブの屈曲・ねじれや閉塞を解消します。

吸引カテーテルが挿入できない原因として、患者が気管チューブを咬んでいたり（「Q1」参照）、気管チューブの屈曲・ねじれ・閉塞が生じている可能性があります（図1）。そのため、吸引時に患者が気管チューブを咬まないようにすることや、気管チューブの屈曲やねじれがないかなど、口腔内を十分に観察する必要があります。

1. 固定位置変更の際の"屈曲""ねじれ"に注意

気管チューブの固定位置を変更する際に、口元だけで移動させることによって、気管チューブが屈曲する場合があります（図1-①）。これを解消するためには、しっかり開口し、舌圧子などを用いて咽頭部から気管チューブを移動します。なお、実施者は手を咬まれないように注意します。

2. 十分な加温・加湿で"閉塞"を防ごう

気管チューブが閉塞している場合は、痰や血塊による閉塞が考えられます。

特に加温・加湿が不十分な場合は、痰による気管チューブの閉塞が生じやすいため（p.57・図1参照）、最高気道内圧が上昇していないか、痰の性状や吸引カテーテルの入りにくさがないか、など、加温・加湿が適切かどうかアセスメントする必要があります。

人工呼吸管理中の加温・加湿には、人工鼻を用いる方法と加温加湿器を用いる方法があるため、患者状態に合わせて適切な方法を選択します（p.57～61、「加温加湿器と人工鼻の使い分け方」を参照）。

3. 吸引カテーテルは太すぎないものを選択

気管チューブの太さに対して吸引カテーテルのサイズが太すぎると、吸引カテーテルが入りにくい場合があります。太すぎる吸引カテーテルを使用して吸引することにより、無気肺を引き起こす可能性があるため、吸引カテーテルの外径が気管チューブ内径の2分の1以下のサイズのものを選択することが推奨されています（p.50、図4参照）。

（上北真理）

図1 吸引カテーテルの挿入を妨げる原因

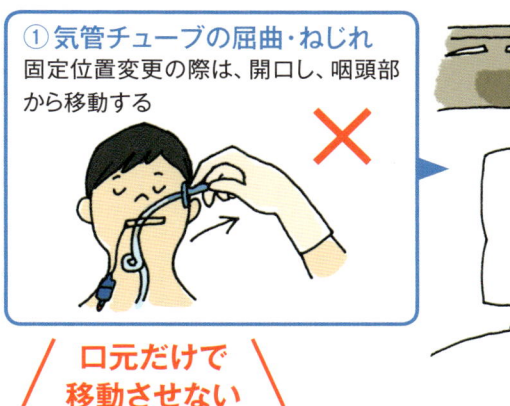

① 気管チューブの屈曲・ねじれ
固定位置変更の際は、開口し、咽頭部から移動する

口元だけで移動させない

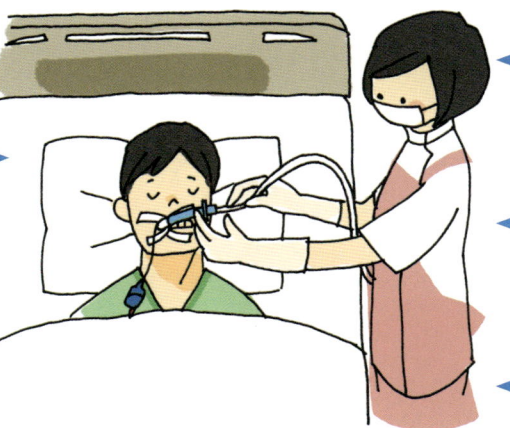

② 気管チューブの閉塞
患者状態に合わせて、人工鼻もしくは加温加湿器を使用

③ 吸引カテーテルが太すぎる
外径が気管チューブ内径の1/2以下のサイズのものを選択

④ 気管チューブを咬んでいる
対応は「Q1」を参照

口腔ケアをしたいけれど、口を開けてくれない患者はどうする？

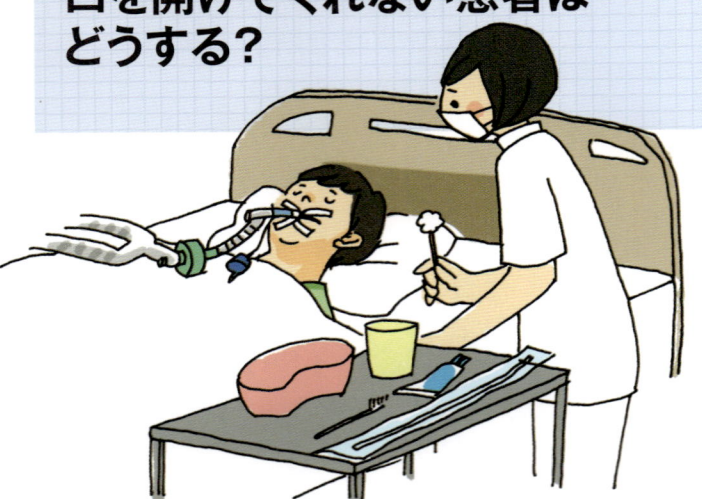

A

筋緊張をほぐすマッサージやK-point刺激法の実施、バイトブロック等を活用しましょう。

　開口できない原因には顎関節症などの疾患や、外傷・炎症・腫瘍などによるもの、意思疎通が困難な場合などがあります。また、開口ができるのに応じてもらえない場合には、過去に口腔ケアで苦痛を感じた経験や、認知力の低下、コミュニケーション不足などが考えられます。それぞれの具体的な対応法を**図2**に示します。

　無理に開口すると歯牙の欠損や顎関節の損傷を招いたり、患者を興奮させてしまうことがあるため、十分な説明を行い同意を得ること、痛みのコントロールやリラックスを図ること、医師と相談し鎮静のコントロールを図ることなどが必要です。　　　　　（上北真理）

図2 開口の促し方

筋緊張がある／口腔ケアに対する不安がある	仮性球麻痺をきたす疾患（多発性脳血管障害や脳腫瘍など）	開口保持が困難／咬反射が強い
マッサージ	**K-point刺激法**	**開口器の使用**

①両手首から頸部（耳の下あたり）にかけて位置をずらしながら押さえていくように、ゆっくりとマッサージする

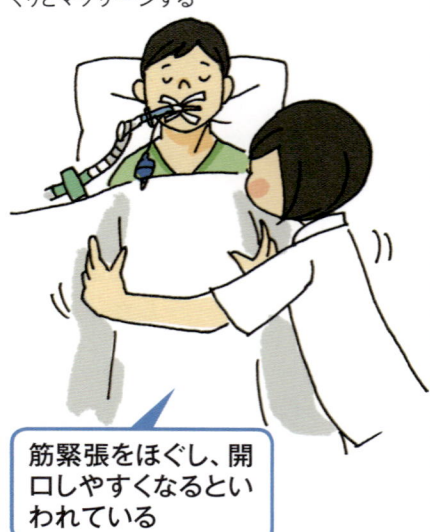

筋緊張をほぐし、開口しやすくなるといわれている

①歯列に沿って指を奥に入れる

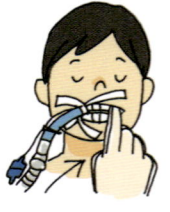

②臼後三角のやや後方内側を指で圧迫することで、開口反射を誘発する（咬まれないように注意）

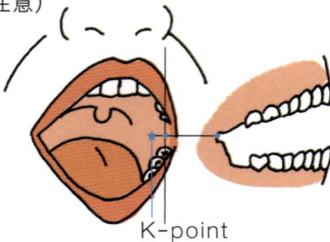

K-point

Kojima C, Fujishima I, Ohkuma R, et al. Jaw opening and swallow triggering method for bilateral-brain-damaged patients: K-point stimulation. *Dysphagia* 2002 ; 17(4) : 273-277. より引用

視野を確保でき、口腔内の十分な観察と、口腔ケア用品の挿入や操作が行いやすくなる。ただし、開口器を使用する場合は歯牙の損傷をきたす可能性があるため、動揺歯が存在する際の使用は避けたほうが望ましい

痰で閉塞しているようには見えないけれど、SpO₂が上がらない。

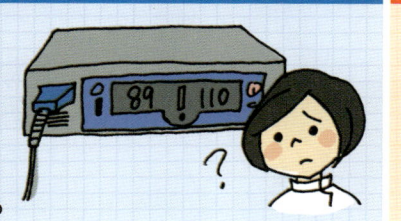

SpO₂センサーの装着が正しいかをチェック。体位の影響も疑いましょう。

1. まず"正確な測定ができているか"を確認

経皮的動脈血酸素飽和度（SpO₂）が上がらず閉塞も除外される場合、病態としては低酸素血症を考える必要がありますが、その前に正確な測定ができていない可能性も考える必要があります。

SpO₂の測定値に影響を及ぼす要因には以下があります。

● センサーの装着が不十分

● 末梢循環不全

● 吸光度測定に影響する物質の存在（インジゴカルミンやインドシアニングリーンなど）

これらの場合には、SpO₂値が低く表示されます。

そのため、まずセンサーが適切に装着されているかどうかを確認し、測定値に影響を与える上記の要因がないか、血液ガス分析の結果もみながら確認する必要があります。

また、末梢循環不全が低値の原因と考えられる場合には、前額部や耳朶に変更すると四肢末梢よりも交感神経緊張や血管収縮の影響を受けにくく、安定した値を測定することができます（図3）。

2. 体位変換、頭側挙上も検討

低酸素血症をきたす病態には表1のようなものがあります。このうち、換気血流比不均等は、ほとんどの場合で存在しているといわれています。

臨床の場面において、患者の体位変換を行うと、SpO₂や動脈血酸素分圧（PaO₂）の値がよくなったという経験をされたことはないでしょうか。体の下側になっている部分は重力の影響を受け、十分な血流が確保されていても肺胞が十分に拡張できず、換気と血流のバランスが不均衡となってしまいます。

そのため、体位変換や頭側挙上などで重力による負荷を解除することで、肺胞が拡張して血流とのバランスが是正され、正常なガス交換が行われるようになることもあります。　　　　　　　　　　　　　　　　（上北真理）

図3 末梢循環不全の際に向くセンサー装着位置

前額部

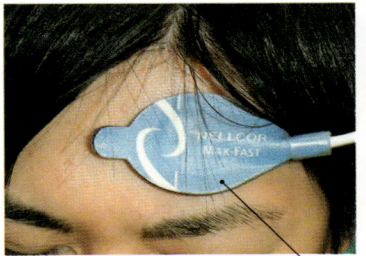

耳朶

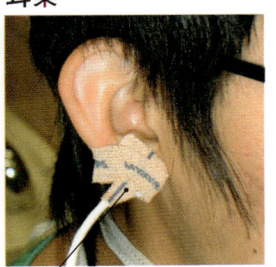

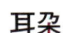

センサー

SpO₂低値の理由が末梢循環不全と考えられる場合は、これらの部位で測定

表1 低酸素血症をきたす病態生理

① 換気血流比不均等

② シャント

③ 拡散障害

④ 肺胞低換気

⑤ 低濃度酸素または低酸素分圧環境

⑥ 低混合静脈血酸素分圧

ほとんどの場合これがある

重力による負荷を解除することで、解決する場合も

体位変換

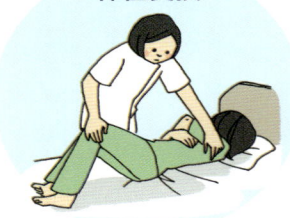

頭側挙上

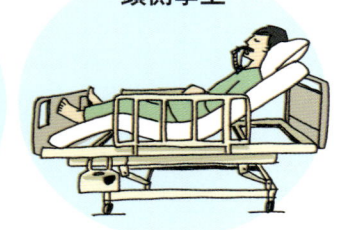

Q5 >>> バイトブロックで唇に潰瘍ができてしまったら、どうする？

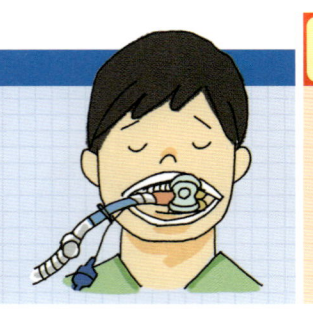

A 潰瘍部の保湿に努め、口角と距離をとったり、上顎側で固定します。

バイトブロックは気管チューブを咬んで閉塞させないようにするために用いられるため、気管チューブを咬む可能性がない場合には使用する必要はありません。しかし、バイトブロックを用いない場合でも、気管チューブの固定方法によっては潰瘍を形成する場合も多くあります（詳しい固定法については、p.18〜25「事故を防ぐ気管チューブの固定法」参照）。

すでに潰瘍を形成している場合には、湿潤ジェルやワセリンなどで潰瘍部の保湿を行い、定期的に気管チューブの固定位置を変更することで、潰瘍の悪化防止と新たな潰瘍形成の予防に努めます。

また、気管チューブの固定位置を口角に寄せすぎないようにしたり、比較的動きの少ない上顎側へ固定することも、潰瘍形成の予防となります（**図4**）。　（上北真理）

図4 気管チューブの固定位置（潰瘍形成の予防）

① 口角ぎりぎりではなく、やや内側の上顎側に固定する

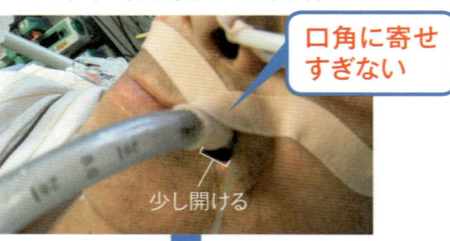

口角に寄せすぎない

少し開ける

② 上側を固定したら、下向きに引っ張られないようにしながら、下側を固定する

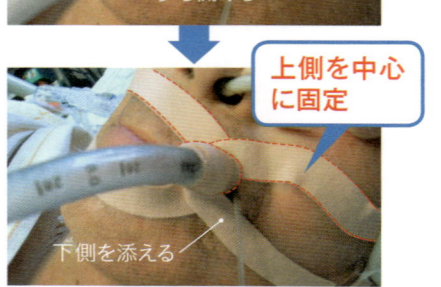

上側を中心に固定

下側を添える

Q6 >>> NPPVのマスクで潰瘍ができたとき、どうする？

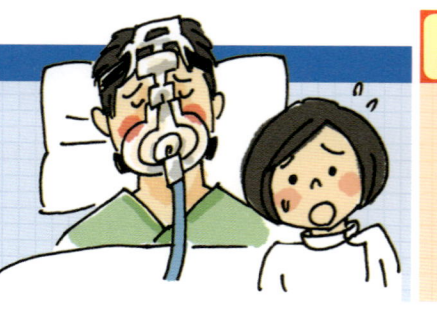

A 形状の異なるマスクを交互に使用しましょう。

非侵襲的陽圧換気（NPPV）で潰瘍ができる原因として、マスクの強い締めつけが考えられます。もし潰瘍ができてしまったときは、まず潰瘍部位の圧迫を避けるためにマスクの種類やサイズを見直します。ネーザルマスクやフルフェイスマスクは鼻周囲が皮膚損傷の好発部位であるため、可能であれば顔面全体を覆う形状の異なるマスクを交互に使用して同一部位の圧迫を防ぎます（**図5**）。最近では、皮膚接触部位がジェルクッションとなっているマスクや鼻孔に装着するタイプもあります（**図6**）。

潰瘍に対する処置は、ハイドロコロイド材などの皮膚

図5 NPPVマスクを交互に装着

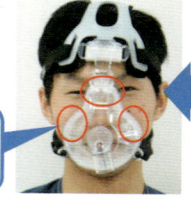
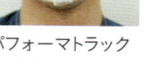
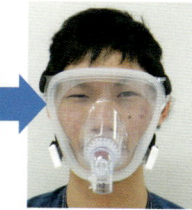

鼻周囲が皮膚損傷の好発部位

パフォーマトラックフルマスク

パフォーマックス

（2製品とも株式会社フィリップス・ジャパン）

保護剤を貼付します。また、2時間に1回程度マスクを外して除圧し、皮膚の観察を行って接触部位を変えることも必要です。

NPPV装着時は導入のときから皮膚障害の発生を予測して、予防的に皮膚保護剤を貼付することが大切です。

（奈良順子）

図6　ニュアンス　ジェルピローマスク

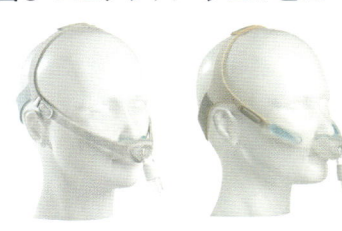

（株式会社フィリップス・ジャパン）

Q7 >>>
「気道内圧下限アラーム」や「気道内圧上限アラーム」が鳴り止まないとき、どうする？

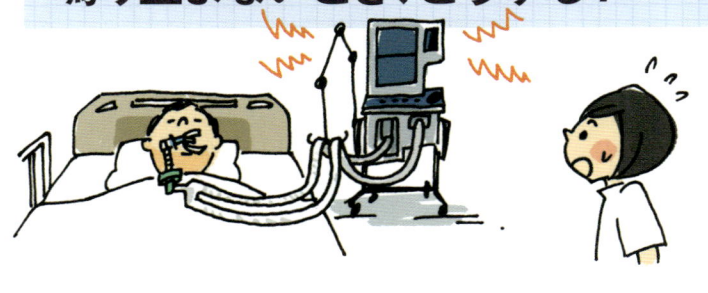

A
どちらもまず、患者の呼吸状態と換気量を把握しましょう。

1.「下限アラーム」は緊急事態として対応

「気道内圧下限（気道低圧）アラーム」は、十分な換気が得られていない状態を意味しており、緊急事態を伝える最も重要なアラームです。

アラーム発生時は、まず患者の呼吸状態を観察して、胸郭が動いて換気されているかを確認します（図7）[1]。

図7　気道内圧下限（気道低圧）アラームへの対応

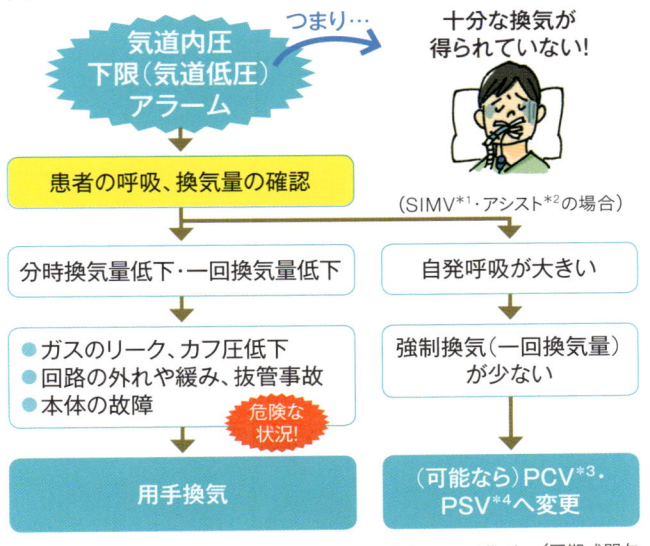

*1 SIMV：synchronized intermittent mandatoryventilation（同期式間欠的強制換気）。設定した換気回数分だけ自発呼吸と同調して強制換気される
*2 アシストコントロール（補助調節換気、A/C）。自発呼吸があれば補助する換気を、なければ設定されたぶんの換気を強制換気する
*3 PCV：pressure control ventilation（従圧式強制換気）。吸気圧の上限を一定に保ち、換気量を得る
*4 PSV：pressure support ventilation（圧支持換気）。自発吸気に合わせて設定した圧まで吸気圧を維持する

磨田裕：人工呼吸器のアラームへ正しく対応できていますか？　患者さんの安全を守るために，人工呼吸器のアラームなんてこわくない！，看護学雑誌 2006；70（4）：305．より引用

図8　気道内圧上限アラームへの対応

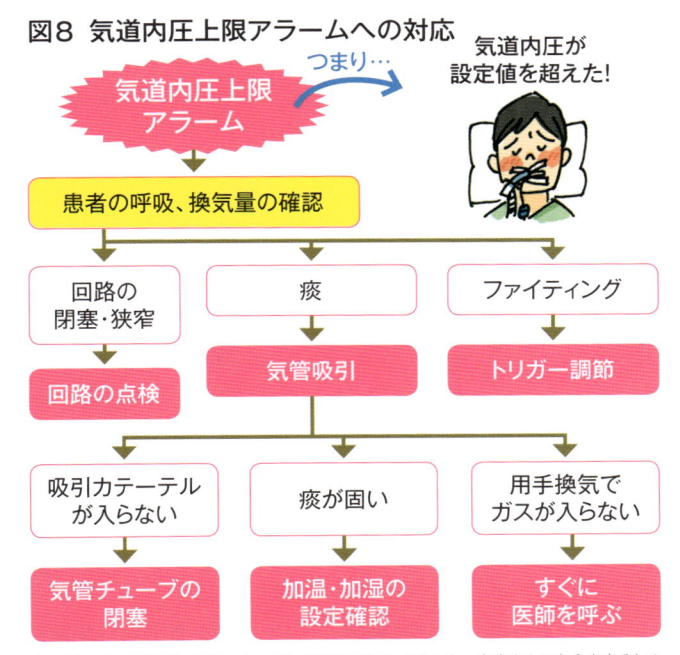

磨田裕：人工呼吸器のアラームへ正しく対応できていますか？　患者さんの安全を守るために，人工呼吸器のアラームなんてこわくない！，看護学雑誌 2006；70（4）：306．より引用

分時換気量や一回換気量が低下しているときは、呼吸器回路の接続の緩みや気管チューブカフからのエア漏れが原因であることが多いため、回路の外れや緩みがないか、カフ圧は正常かをチェックします。

換気が不十分であったり、原因が見つからない場合は、用手換気に切り替えて応援要請し、原因を検索します。

2.「上限アラーム」の原因は、気道分泌物の貯留やファイティングが大半

「気道内圧上限アラーム」は、気道内圧が設定値を超えた状態を意味しており、換気中の過剰な圧による合併症を予防する安全機能のアラームです。

アラーム発生時は、同様に呼吸状態や換気量を観察し、呼吸器回路や気管チューブの屈曲や閉塞がないか確認します（**図8**）[1]。アラーム発生原因の多くは、気道分泌物の貯留やバッキング、患者の呼気と呼吸器の吸気がぶつかって起こるファイティングです。痰が貯留しているときは気管吸引を行い、ファイティングが頻繁に起こるときには、トリガーの調節や換気設定の変更が必要となります。

また、吸引カテーテルが入らなかったり、用手換気でガスが入らないときは、気道閉塞が考えられるため、ただちに医師へ報告します。気道内圧の上昇は、他にも肺の圧損傷や皮下気腫、気胸などの合併症発生の危険性もあるため注意が必要です。　　　　（奈良順子）

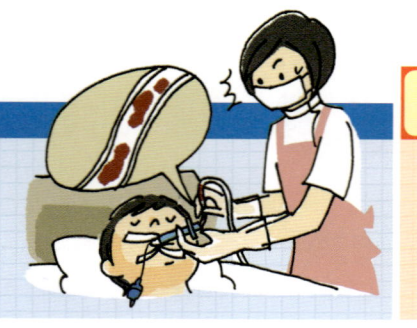

Q8 >>>

吸引をしていて出血したら、どうする？

A

出血量が多ければ医師に報告。気道閉塞の危険があります。

1. 出血の量と性状を確認し、多ければ医師に報告

気管切開直後の出血を除いて考えられる気道出血の原因の多くは、吸引カテーテルの先端が気管支壁に当たることによる気道粘膜の損傷です（**図9**）[2]。気道出血を確認したときは、出血の量と性状を観察し、出血量が多いときは、気道閉塞の危険があるためすぐに医師へ報告します。また、少量でも持続的な出血のときは報告します。

2. 挿入の深さと吸引圧に気をつけよう。出血傾向の有無もチェック

挿入時に抵抗があるときには、深く挿入しすぎて気管支壁や気管分岐部に当たっている可能性があります。気管切開時の適切な挿入の深さは12〜15cm程度で十分とされており、ゆっくり挿入し、深く入れ過ぎないことがポイントです。

また、高い吸引圧では粘膜に吸いついて出血する危険があるため、最大でも−20kPa（−150mmHg）を超えない吸引圧で行います。抗凝固薬の使用や出血傾向の有無について把握しておくことも必要です。　　　（奈良順子）

図9 気道出血の原因

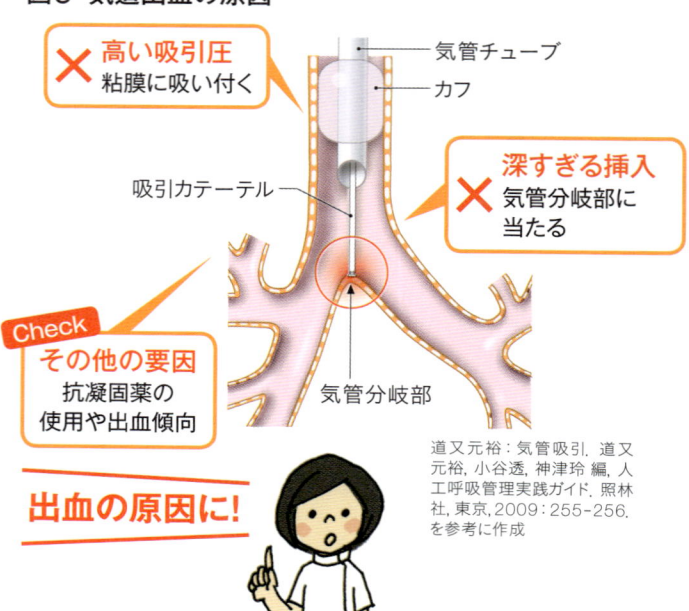

× **高い吸引圧** 粘膜に吸い付く

気管チューブ
カフ

吸引カテーテル

× **深すぎる挿入** 気管分岐部に当たる

Check その他の要因 抗凝固薬の使用や出血傾向

気管分岐部

出血の原因に！

道又元裕：気管吸引. 道又元裕, 小谷透, 神津玲 編, 人工呼吸管理実践ガイド. 照林社, 東京, 2009：255-256. を参考に作成

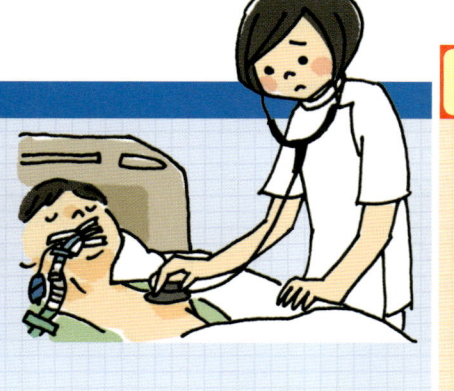

Q9 >>>

副雑音が認められるのに、吸引しても痰が引けないとき、どうする？

A

主気管支より末梢の痰の可能性もあります。加湿状況を確認し、吸引前にも痰を移動させましょう。

気管吸引で痰を除去できる範囲は、おおよそ左右の主気管支レベルまでです（p.48、図1**参照**）。主気管支よりも末梢の分泌物には気管吸引で対処できないとされているため、"痰はどこにあるのか？""それは吸引で除去できる部位なのか？"を聴診で判断します。

また、痰の粘稠度が増加しているときは脱水傾向ではないか、痰が固いときは適切な加温・加湿がされているかについてアセスメントし、脱水状態の改善や、気管チューブ内に結露が発生する程度の加湿状態となるようにします。

痰が末梢の肺野にあるときは、呼吸理学療法を併用して痰を移動させてから気管吸引を行う必要があります（**図10**）。

なお、気管吸引は患者にとって身体的苦痛を伴う処置です。頻繁な吸引は、呼吸状態の悪化や低酸素血症、無気肺など合併症を引き起こす危険性があるため、副雑音が消失するまで繰り返し吸引を行う必要はないとされています。

(奈良順子)

図10 排痰のための呼吸理学療法

①体位ドレナージ

- 痰が貯留している肺区域が上側になる体位をとる
- 実施前に、体位ドレナージの適応か、禁忌ではないかを確認する

頭側挙上

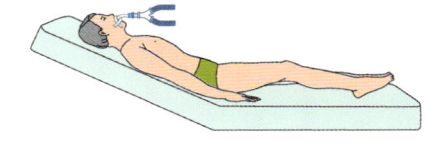

側臥位

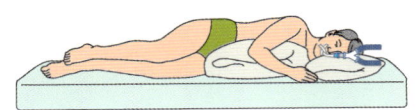

深側臥位（シムス位）

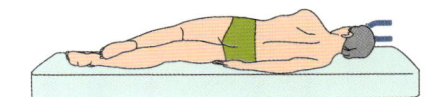

腹臥位

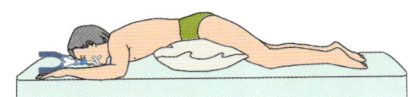

②徒手的呼気介助

- 介助者が患者の呼気に合わせて胸郭を圧迫し、呼吸圧を高めることによって痰の移動を促す
- 咳嗽力の低下、肺の局所的換気低下がある場合に行う

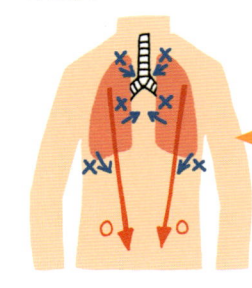

上葉・中葉・下葉とも、臍から恥骨結合に向かって圧迫する（○の方向）

③咳嗽／呼吸法

- 咳嗽を促したり、ハッフィング*などを行う
- ハッフィングは第5分岐部より中枢にある痰の除去に有効である

＊ハッフィング：最大吸気のあと、1～2秒間息を止め、一気に息を吐く

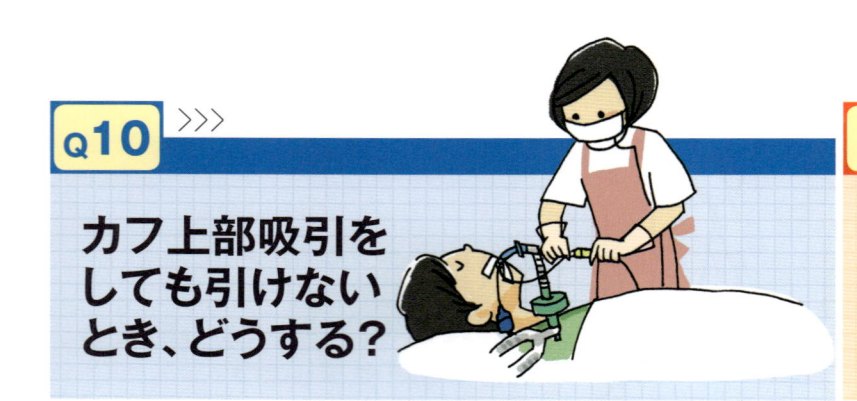

カフ上部吸引をしても引けないとき、どうする？

A

カフ上部の側孔を最も低い位置にしましょう。

　カフ上部吸引を有効に行うためには、カフ上部にある側孔の位置が、身体の最も低い位置とする必要があります（**図11**）。そのため、側臥位などでカフ上部の側孔が身体の高い位置にあるときは、カフ上部に貯留した分泌物が吸引しにくくなります。

　他の原因として、痰が粘稠のときや吸引されるものがないかまたは少ないとき、あるいは吸引カテーテルの側孔が分泌物で閉塞している可能性も考えられます。また、

気管チューブ内のカフ上部吸引のサクションラインは、カフ上部の側孔まででかなり細くなっており、引くときには強い抵抗があります。

　もしカフ上部吸引が引けなくても、体位変換などで痰がカフ上部の側孔に移動すれば引けることもあります。

　引くときにはシリンジを接続してゆっくりと低圧で引きます。引けないからといって無理に強く吸引すると、粘膜損傷などの危険性があります。　　　（奈良順子）

図11　カフ上部吸引側孔の位置（例としてテーパーガード エバック™ 気管チューブ）

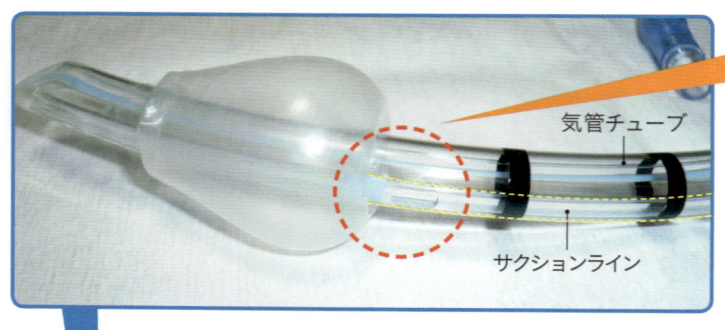

気管チューブ

サクションライン

ここを知っておこう！
- カフ上部吸引の側孔はこの位置にある（1つしかない）
- 直径約5mmと小さい
- 気管チューブ"内側"のサクションライン（カフ上部の側孔までのルート）は、"外側"に出ているサクションラインよりもかなり細い（分泌物は吸引しにくい）

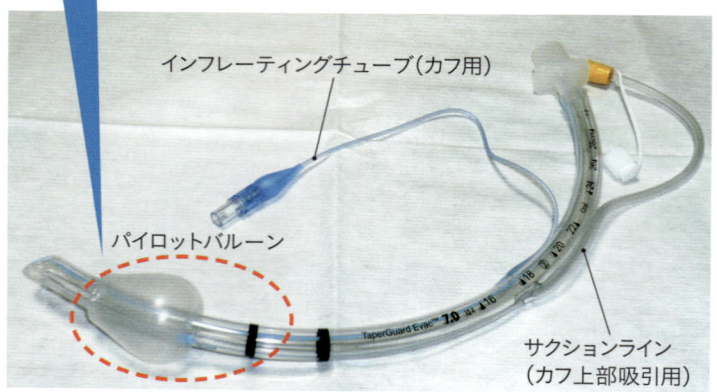

インフレーティングチューブ（カフ用）

パイロットバルーン

サクションライン（カフ上部吸引用）

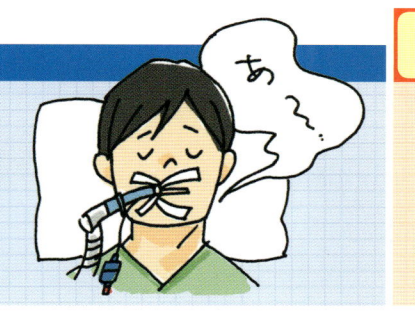

Q11 >>>

挿管しているのに、患者の"声"がしている？

A

カフの破損や、気管チューブが浅くなっていることを疑います。換気ができていなければすぐ医師に報告しましょう。

発声するためには、声帯に空気の出入りが必要です（図12-①）。経口挿管・経鼻挿管の場合は声帯がチューブで開いた状態になっているはずで、声帯の下でカフを膨らませるため空気の出入りがありません（図12-②）。

よって、"声がする"ということはカフが破損、あるいはカフ圧が極端に低下してしまっているために空気の出入りが生じている、もしくはチューブが声帯より前にある浅い状態になっているためと考えられます。

1. すぐに換気を確認

まず患者の呼吸音を聴診し、換気ができているかをすぐ確認してください（図13）。腹部の聴診も同時に行い

ましょう。ゴボゴボと気泡音が聴取されれば食道に挿管チューブが入っています。換気ができていないとSpO_2の値も低下していきます。その際はすみやかに医師に報告します。気管チューブの入れ替えが必要です。

2. カフ圧は25～30cmH₂Oに設定

換気ができていてSpO_2の低下がなければカフ圧を計測し、25～30cmH$_2$O（18～22mmHg）に設定されているか確認してください。カフ圧は適正な圧よりも高く設定するとカフ漏れがなくなり声が出なくなりますが、気管粘膜潰瘍や穿孔が引き起こされる可能性がありますのでやめましょう。

図12 発声のしくみ

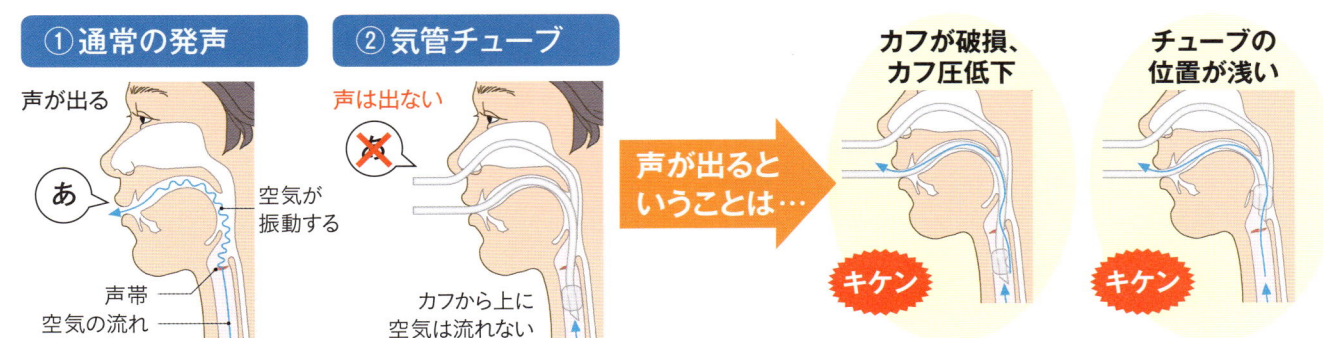

① 通常の発声 ── 声が出る ── あ ── 空気が振動する ── 声帯 ── 空気の流れ

② 気管チューブ ── 声は出ない ── カフから上に空気は流れない

声が出るということは… ── カフが破損、カフ圧低下 ── キケン ── チューブの位置が浅い ── キケン

図13 気管挿管患者に発声があった場合の対応

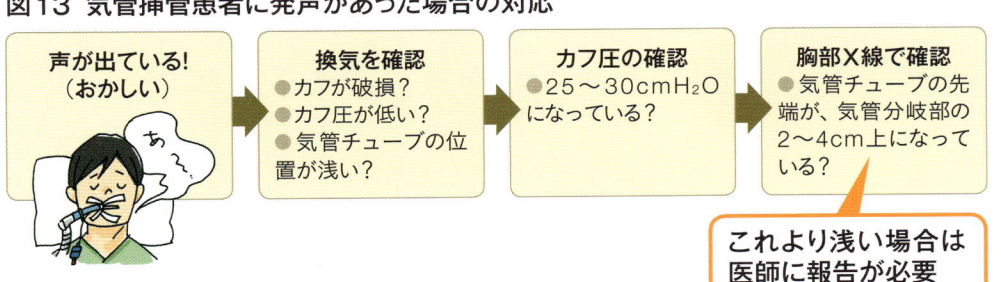

声が出ている！（おかしい） → 換気を確認 ●カフが破損？ ●カフ圧が低い？ ●気管チューブの位置が浅い？ → カフ圧の確認 ●25～30cmH₂Oになっている？ → 胸部X線で確認 ●気管チューブの先端が、気管分岐部の2～4cm上になっている？

これより浅い場合は医師に報告が必要

参考
気管切開（スピーチカニューレ）の場合は、空気はカニューレから声帯に流れ、発声することができる

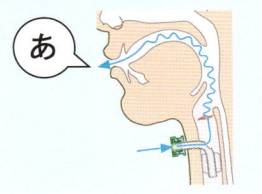

3. チューブの位置確認は胸部X線画像で

　次にチューブの位置確認を胸部X線画像で確認する必要があります。気管チューブの先端が、鎖骨頭下縁の約2cm下かつ気管分岐部の2〜4cm上に位置しているとよいでしょう（p.48・図1参照）。チューブの位置が浅くなっている場合は、チューブの位置調整を医師あるいは「経口用気管チューブ又は経鼻用気管チューブの位置の調整」の特定行為を有する看護師に依頼することが必要です。

　気管切開の場合、声帯の下に位置しているため、スピーチカニューレであれば発声することが可能です（p.71、「参考」参照）。　　　　　　　　　　（佐藤大樹）

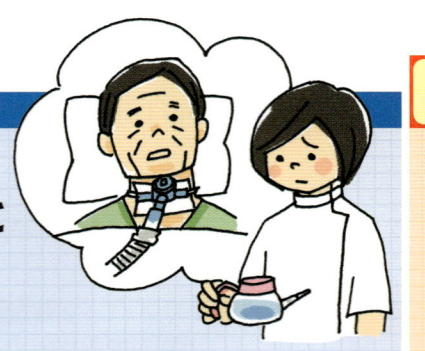

Q12 >>>
患者に「水が飲みたい」と言われたけど、大丈夫？

A
経口・経鼻挿管では避けたほうがよいでしょう。口腔内の清拭などで口渇を緩和します。

　呼吸器を使用している患者の多くが口渇を訴えます。発熱や絶食、脱水状態、薬剤の影響などにより口腔内の乾燥が助長されるからです。

1. 経口・経鼻挿管では、飲水は避けたほうがよい

　喉頭蓋は水を飲む際に気管に水が入り込まないようにするため、気管の蓋をして誤嚥を予防してくれています。ここで、経口挿管と経鼻挿管を行っている場合は喉頭蓋の動きが制限されているため、水を飲むことで気管に水が浸入する可能性があります（図14-①）。

　気管に水などの異物が浸入すると肺炎のリスクが高まるため、飲水は避けたほうがよいでしょう。

　水で湿らせたガーゼで口腔内を清拭したり、水を浸して冷凍した綿棒を使用して口腔内をアイスマッサージすると口渇が緩和できます。また、口腔湿潤剤（オーラルバランス®）やメンソール入りのリップクリームなどを塗布して、口腔環境を整えることも有効です。

2. 気管切開でも飲水には注意が必要

　なお、気管切開の場合は、喉頭蓋が気管を塞ぐことが可能であるため水を飲むことは可能です（図14-②）。

　ただし、カフの影響で嚥下する際の喉頭挙上の制限や、食道の圧迫により嚥下がスムーズに行われない可能性があるので、注意が必要です。　　　　　　（佐藤大樹）

図14　嚥下物の流れ

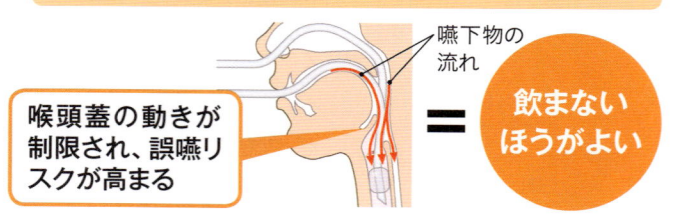

①経口挿管・経鼻挿管

嚥下物の流れ

喉頭蓋の動きが制限され、誤嚥リスクが高まる　＝　飲まないほうがよい

②気管切開チューブ

嚥下物の流れ

喉頭蓋が気管を塞ぐことができる　＝　飲んでもよい（注意して）

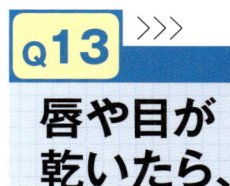

Q13 >>>

唇や目が乾いたら、どうする？

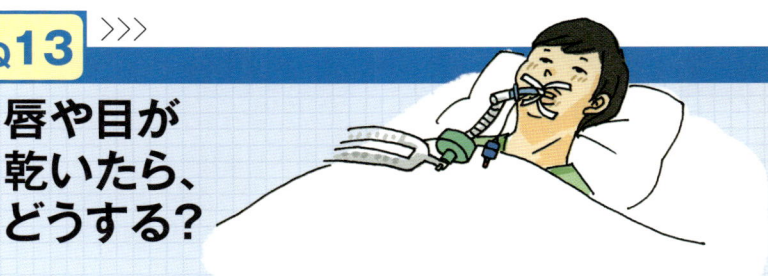

A

湿潤を保てるような処置を行います。

1. 鎮静下の人工呼吸器装着患者は、唇・目が乾きやすい

経口挿管と経鼻挿管を行う場合、患者は不安や咽頭痛を引き起こしており身体的・精神的苦痛を感じています。そのため、鎮静薬や鎮痛薬を持続投与して患者が安全・安楽に過ごせるようにしています。

ところが、鎮静薬や鎮痛薬を投与すると、筋肉が弛緩したり反射が抑制されたりします（**図15**）。また、瞬目反射（まばたき）の減少により眼球の自浄作用の低下と眼球が乾燥していきます。あるいは経口挿管の場合、開口する必要がありますので、口唇の乾燥が著明です。

呼吸器装着患者の多くは発熱などの病状や臥床の影響により脱水状態となっていることがあります。脱水状態になると唇や目の乾燥はさらに進んでいきます。

2. 唇にはワセリン等を塗布

対応として、唇には白色ワセリンを塗布することで湿潤を保つことができ、吸引や口腔ケアなどの機械的刺激による口唇の亀裂なども予防することができます。家族にリップクリームを持参してきてもらい、使用するのもよいでしょう。

3. 目にはテープ貼付か点眼、眼軟膏を使用

目の乾燥を予防するには、完全に閉眼することが必要です。アイパッチなどのテープ（メパッチ™クリアSG）（**図16**）を利用する方法があります。しかし、意識障害のある患者では開眼し続けることもあります。テープを貼付したとしても開眼していると結膜炎や角膜潰瘍を引

図15　人工呼吸中の鎮静・鎮痛により起こること

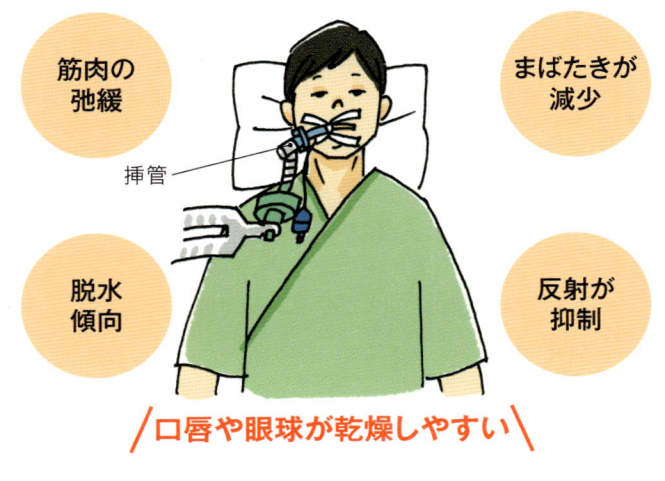

筋肉の弛緩

挿管

まばたきが減少

脱水傾向

反射が抑制

口唇や眼球が乾燥しやすい

図16　目の乾燥の予防

瞼テープ（メパッチ™クリアSG、ニチバン株式会社）

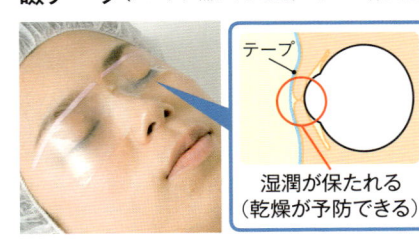

テープ

湿潤が保たれる（乾燥が予防できる）

ほかにも…
● 頻繁に生理食塩水を数滴点眼
● 生理食塩水で眼球を洗浄後、眼軟膏（フラビタン®眼軟膏）を塗布

き起こす可能性があるため、十分観察する必要があります。

また、頻繁に生理食塩水を数滴点眼して湿潤を保つこともできます。生理食塩水で眼球を洗浄し、眼軟膏（フラビタン®眼軟膏）を塗布する方法もあります。

（佐藤大樹）

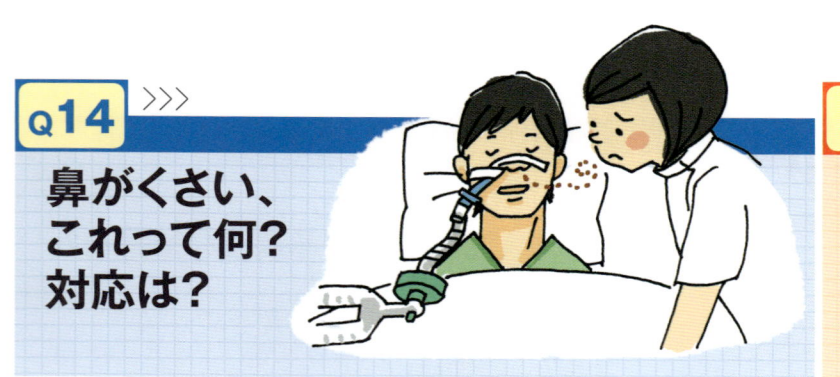

Q14 >>>

鼻がくさい、これって何？対応は？

A

経鼻挿管の場合に起こりやすく、副鼻腔炎の疑いがあります。経口挿管や気管切開に切り替えるよう検討しましょう。

"鼻がくさい"と感じられるのは、患者の鼻汁に臭気があることを意味しますが、これは特に経鼻挿管の場合だと思います。

鼻汁に臭気が生じる理由としては副鼻腔炎が発症しているためと考えられます。

1. 鼻腔内の気管チューブが原因となる

副鼻腔は鼻から吸入した空気が通過する場所にあり、副鼻腔で産生された粘液や分泌物が鼻腔内に流れ出ています。

経鼻挿管を行う場合、気管チューブは鼻腔内を走行します。また、呼吸器管理中の患者の多くが胃管を挿入しています。胃管も経鼻挿管と同様に鼻腔内を通過します。チューブの存在により副鼻腔の粘膜に炎症が生じたり、分泌物が流れ出ないことで膿汁となり、副鼻腔炎が発症してしまいます（**図17**）。

副鼻腔炎の自覚症状は頭痛、頬の痛み、目の奥の痛みなど副鼻腔周囲の痛みがありますが、呼吸器を装着して

いる患者は鎮静薬や鎮痛薬の影響や意識低下をきたしていることが多く、自覚症状を訴えることが困難となります。

2. 経鼻挿管はできるだけ避けたい

また、鼻腔内は細菌が多く存在しており、経鼻挿管を行う際に、鼻腔内細菌を肺に侵入させてしまうことで肺炎の発症率が高くなるといわれています。

予防として、経鼻挿管を避けるようにしてください。副鼻腔炎が発症してしまったら、経口挿管や気管切開に切り替える検討をするとよいでしょう。　（佐藤大樹）

図17　経鼻挿管と副鼻腔炎の発症

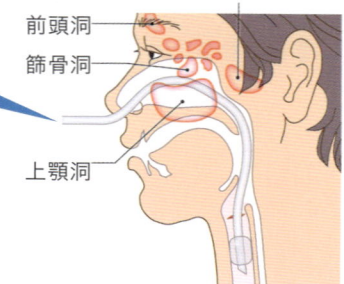

経鼻挿管チューブの存在
- ●粘膜の炎症
- ●分泌物の貯留

→ 副鼻腔炎になりやすい

蝶形骨洞／前頭洞／篩骨洞／上顎洞

〈Q1〜5引用文献〉
1. Kojima C, Fujishima I, Ohkuma R, et al. Jaw opening and swallow triggering method for bilateral-brain-damaged patients: K-point stimulation. Dysphagia 2002；17(4)：273-277.

〈Q1〜5参考文献〉
1. 磨田裕：加温加湿と気道管理 人工気道での加温加湿をめぐる諸問題．人工呼吸 2010；27(1)：57-63.
2. 卯野木健：人工呼吸ケアのポイント400．メディカ出版、大阪、2004.
3. 大塚将秀 編：もう怖くない！人工呼吸器マスターガイド．呼吸器ケア2011夏季増刊，メディカ出版、大阪、2011：25-31,50-56,168-171.
4. 森永俊彦, 鵜澤吉宏, 宮地哲也, 他：気管吸引のガイドライン(成人で人工気道を有する患者のための)．人工呼吸 2008；25(1)：48-49.
5. 宮崎友恵：見てわかる臨床看護技術 全介助を必要とする患者の口腔ケア．ナーシングカレッジ 2010；14(14)：10-17.
6. 道又元裕 編著；人工呼吸ケア「なぜ・何」大百科．照林社、東京，2005：184-199.
7. 日本呼吸療法医学会：人工呼吸中の鎮静のためのガイドライン．人工呼吸 2007；24(2)：146-167.
8. 井村久美子：口腔ケアの方法① 気管挿管患者の場合－VAP予防を中心とした口腔ケアの重要性と疾患別対応－．呼吸器ケア 2010；8(7)：21-28.
9. 角保徳：「専門的口腔ケア」時の局所への対応②．デンタルハイジーン 2010；30(7)：732-737.
10. L.マーチン 著, 古賀俊彦 訳：わかる血液ガス ステップ方式による検査値の読み方 第2版．学研メディカル秀潤社、東京，2000：110-115.

11. 卯野木健 編著：決定版 人工呼吸ケアのポイント300．呼吸器ケア2012冬季増刊，メディカ出版、大阪，2012：38,122-123,162-164.
12. 厚生省特定疾患「呼吸不全」調査研究班：呼吸不全－診断と治療のためのガイドライン，メディカルレビュー社、大阪，1996：14.
13. 長坂信次郎, 塚本敦美：4 口腔ケア(トラブル対応編)．もう困らない 呼吸を守るオーラルマネジメント これだけ！→どうして？．呼吸器ケア 2012；10(7)：28-35.

〈Q6〜10引用文献〉
1. 磨田裕：人工呼吸器のアラームへ正しく対応できていますか？ 患者さんの安全を守るために．人工呼吸器のアラームなんてこわくない！．看護学雑誌 2006；70(4)：302-312.
2. 道又元裕, 小谷透, 神津玲, 編：人工呼吸管理実践ガイド．照林社、東京，2009：255-256.

〈Q6〜10参考文献〉
1. 野原みゆき：クリティカルな状況にある患者へのスキンケア 治療機器の使用に伴う皮膚障害．重症集中ケア 2011；9(6)：53-60.
2. 今村幸子, 尾野敏明, 加藤優佳：気管内・経鼻吸引．呼吸器ケア 2008；6(6)：36-43.
3. 道又元裕 編：クリティカルケア看護技術の実践と根拠．中山書店、東京，2011.

〈Q11〜14参考文献〉
1. 道又元裕 編著：人工呼吸ケア「なぜ・何」大百科．照林社、東京，2005：152-153.
2. 卯野木健：人工呼吸ケアのポイント400．メディカ出版、大阪，2004：306-308.

気管切開患者の
日常生活ケア

気管切開の対象となる患者とケアの実際

茂呂悦子

気管切開は、長期的気道管理を目的として集中治療室のような超急性期から長期療養施設、あるいは在宅といった慢性期まで幅広い領域において、小児・成人を問わずさまざまな傷病・病態の患者に実施されます。

Part2では、急性期病院で療養する、気管切開を行った成人患者を想定し、日々の実践のなかで遭遇する「疑問の解決」や「課題の達成」に役立てられるよう、主要なケアについて解説します。

その導入として、本項では気管切開の概要について述べます。

気管切開の適応

気管切開を受ける患者の傷病や病態は、頭部外傷・腫瘍や筋萎縮性側索硬化症（amyotrophic lateral sclerosis：ALS）、咽頭・喉頭腫瘍、気道熱傷、急性呼吸窮迫症候群、心不全など多岐にわたります。

対象は、大きく以下の2つに分けられます（**表1**）。

①傷病・病態による呼吸不全でガス交換や呼吸運動が障害され、長期的あるいは永続的な人工呼吸管理が必要な場合

②気道のクリアランスや開存の維持が障害されることによる気管チューブの抜去が困難な場合

表1 気管切開の適応

1 長期的あるいは永続的な人工呼吸管理が必要な患者
- 脳神経疾患による重度の意識障害・呼吸機能障害
- 神経筋疾患による呼吸機能障害
- 重篤な疾患・病態に伴う呼吸不全
- 重症肺炎・急性呼吸窮迫症候群　など

2 気管チューブの抜去が困難な患者
- 気道分泌過多あるいは自力での排痰困難
- 嚥下機能障害により繰り返す誤嚥
- さまざまな傷病による上気道閉塞　など

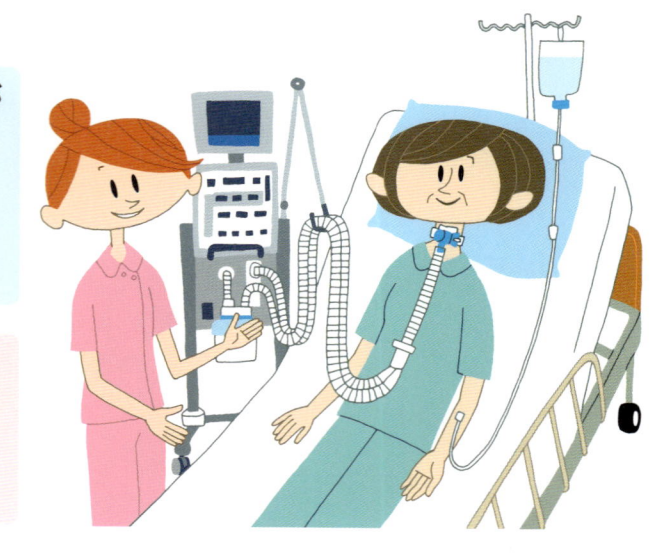

・丸川征四郎 編：気管切開―最新の手技と管理― 改訂第2版. 医学図書出版, 東京, 2011.
・片岡英幸, 北野博也：気管切開術の基本手技と合併症対策. 日本気管食道科学会会報 2012；63（2）：201-205.
・安達一雄, 梅﨑俊郎：誤嚥防止手術後のマネジメント. メディカルスタッフのための嚥下実技講座. 嚥下医学 2013；2（1）：10-14.
以上3文献を参考に作成

表2 気管切開の利点

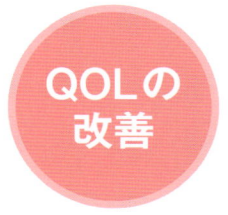

呼吸負荷の減少
- 気道抵抗を小さくして呼吸仕事量を減少できる
- 吸気流速を増して内因性PEEP*を減少できる（慢性閉塞性肺疾患では有利）

気道管理の容易さ
- 気道分泌物の吸引が容易になり気道クリアランスを維持できる
- 皮膚と気管が瘻孔化することで気道の確保や気管切開カニューレの交換が容易になる
- 永久気管孔では誤嚥による肺炎を回避できる

QOLの改善
- 人工呼吸器からの離脱がしやすくなる
- 嚥下訓練が可能になる
- スピーチカニューレの使用や発声訓練により発声が可能になる

＊内因性PEEP（auto positive end expiratory pressure）：正常では呼気終末の肺胞内圧は大気圧と同等となるが、気道閉塞や呼気時間の短縮などにより呼気で吐き切れず、呼気終末圧が大気圧よりも陽圧になる状態のこと

・丸川征四郎 編：気管切開―最新の手技と管理― 改訂第2版. 医学図書出版, 東京, 2011.
・片岡英幸, 北野博也：気管切開術の基本手技と合併症対策. 日本気管食道科学会会報 2012；63（2）：201-205.
・安達一雄, 梅﨑俊郎：誤嚥防止手術後のマネジメント. メディカルスタッフのための嚥下実技講座. 嚥下医学 2013；2（1）：10-14.
　以上3文献を参考に作成

気管切開の利点

　気管切開は気道抵抗を低下させて呼吸仕事量を減少させるとともに、痰の吸引や気管切開カニューレ交換を容易にするなどいくつかの利点があります（**表2**）[1-3]。一方、侵襲的な処置であり、合併症を起こすリスクも伴います。

　そのため、実施に際しては、気管切開を受けることによって得られる患者の利益が侵襲や合併症のリスクを上回るかどうかも検討する必要があります。

気管切開の種類

 目的による分類（表3-A）

　気管切開は目的により以下の2種類に分けられます。
❶一時的気管切開、❷永久的気管切開（永久気管孔）
　これは、傷病や病態の種類、治療計画、経過の見通しなどによって選択されます。

　一時的気管切開では、適応で述べたような"気管切開を必要とした要因"が取り除ければ、気管切開カニューレを抜去し、気管切開孔を閉じることになります。

 手技による分類（表3-B）

　手技の観点からは、以下の2つの方法に分けられます。
❶外科的気管切開、❷経皮的気管切開
　外科的な気管切開の歴史は紀元前3000年にもさかのぼるといわれ、かのアレキサンダー大王が窒息した兵士の気管を自らの剣で切開し救命したという逸話も残されているそうです[1]。

　近年では手技の簡便さや気管切開創部の感染のリスクが低いなどの理由から、経皮的気管切開が普及してきています。

　経皮的な気道確保の手技として輪状甲状間膜穿刺・切開もありますが、これは気道分泌過多の一時的な管理や顔面損傷、血管性浮腫、顔面熱傷、腫瘍などで経口や経鼻からの気管挿管が困難な場合の、緊急時の気道確保として実施されます。長期化する場合には、外科的あるいは経皮的気管切開への移行を検討します。

表3 気管切開の分類・種類

A 目的による分類

① 一時的気管切開

- 上気道閉塞や呼吸機能障害、意識障害など、気管切開を必要とする傷病・病態の治癒・改善が見込まれる場合に選択される
- 気管切開カニューレを抜去すれば、気管切開孔を閉鎖し、生理的状態に戻すことが可能である

② 永久的気管切開（永久気管孔）

- 咽頭・喉頭腫瘍による切除、根治困難な上気道閉塞や、難治性の神経筋疾患による誤嚥など、気管切開を必要とする傷病・病態に伴う要因の除去が見込めない場合に選択される
- 気管食道吻合術に代表されるように、分離した気管の断端を皮膚と縫合するため、気管切開カニューレの閉塞や術直後の計画外抜去といったトラブルは致命的な気道閉塞となりうるので注意が必要である

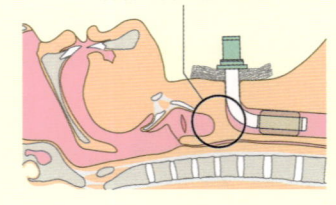

気管切開カニューレ

喉頭気管分離されている

B 手技による分類

① 外科的気管切開

- 方法1：気管と皮膚を縫合しない、または気管弁の一部を皮膚と縫合する
- 方法2：気管孔周囲と皮膚を縫合する（気管開窓術）
- 第2～4気管軟骨間で切開する（声門下狭窄や皮膚と気管の距離が遠くなることで生じる気管切開カニューレの計画外抜去などを回避するため）
- 手術室あるいは手術室に準じた器材と設備が必要
- 経皮的気管切開法の普及により頻度は減少してきているが、高度肥満や甲状腺の腫脹など、解剖学的に経皮的気管切開が困難と予測される場合に選択される

第2～4
気管軟骨間で切開

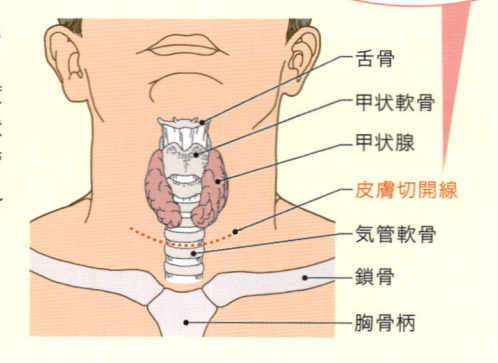

舌骨
甲状軟骨
甲状腺
皮膚切開線
気管軟骨
鎖骨
胸骨柄

② 経皮的気管切開

- 皮膚切開を行った後、気管壁を外套針で穿刺し、外套内腔を通して気管内に挿入したガイドワイヤーを軸に、穿刺孔をダイレーターで拡張し、気管切開孔を作成する方法
- 製品化された専用のキット（一例を右に示す）と気管支鏡を用いて実施できる
- 外科的気管切開法より手技は簡便だが、手術操作が盲目的であるため、気管切開カニューレの気管外への迷入の危険性がある
- 気管の切開部位は外科的気管切開法と同じである

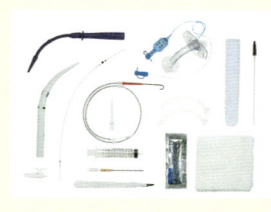

ウルトラパーク® 経皮的気管切開キット（スミスメディカル・ジャパン株式会社）

緊急時の気道確保（輪状甲状間膜穿刺・切開）

- 上気道閉塞時の経口・経鼻気管挿管が困難な場合の緊急気道確保や気道分泌過多の一時的な管理として行われる
- 専用のキット（一例を右に示す）が製品化されており、輪状甲状間膜に6mmの気管切開カニューレを挿入する

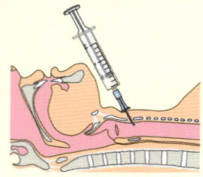

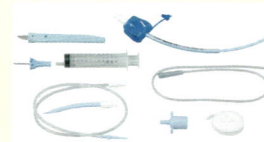

ミニトラックⅡ™ セルジンガーキット 輪状甲状膜穿刺キット（スミスメディカル・ジャパン株式会社）

・丸川征四郎 編：気管切開―最新の手技と管理― 改訂第2版. 医学図書出版, 東京, 2011.
・片岡英幸, 北野博也：気管切開術の基本手技と合併症対策. 日本気管食道科学会会報 2012；63（2）：201-205.
・安達一雄, 梅﨑俊郎：誤嚥防止手術後のマネジメント. メディカルスタッフのための嚥下実技講座. 嚥下医学 2013；2（1）：10-14.
以上3文献を参考に作成

気管切開の合併症

気管切開の合併症は、3期に分けて考えることができます（**図1**）[1-4]。

以下に、注意したい合併症別に解説します。

● 皮下気腫、縦隔気腫、気胸、気管－食道瘻形成

皮下気腫や縦隔気腫、気胸は多くの場合、気管切開直後の周辺組織が疎なために皮下や縦隔にエアが漏れて生じます。ほかにも、手術操作や長期間の気管切開カニューレによる圧迫、交換時も含め、気管切開カニューレ挿入操作による気管壁の損傷で生じる場合もあります。

皮下気腫や縦隔気腫、気胸は胸部X線で確認しますが、皮下気腫は握雪感や副雑音、気胸は呼吸音の減弱などで把握できる場合もあります。

また、気管壁の損傷は気管－食道瘻孔形成の一因にもなります。食道との瘻孔形成は痰の性状から推測できます。血管との瘻孔形成では気管切開孔からの多量出血となり、救命が困難な場合も多いため予防が重要です。

● 抜去後の気道狭窄

気管切開カニューレ抜去後に生じる気道狭窄は、手術操作・切開部位、カニューレ挿入中の過剰なカフ圧による圧迫、炎症などによる瘢痕などが一因となります。

気管切開カニューレ抜去後の合併症については、気道の開存や咳の強さ、意識レベル、呼吸筋力などを抜去前に評価し、リスクを回避することも重要です。

気管切開カニューレを抜去した後は、呼吸困難感や上気道閉塞を示唆する副雑音・呼吸パターンの出現に注意する必要があります。

● 抜去後の瘻孔閉鎖不全

気管切開孔の閉鎖不全は、手術操作や気管切開創部の感染などが一因となります。したがって、気管切開施行時からカニューレ抜去後まで予防、あるいは早期発見・対応を目的とした継続的なケアが必要です。

図1　気管切開の主な合併症（赤字は特に本文で観察ポイントを解説）

① 直後から創部が安定（瘻孔化）するまでの期間に生じやすい合併症

気管切開
- 重度の出血
- 皮下気腫
- 縦隔気腫
- 気胸
- 気管損傷
- 気管切開創部の感染
- 気管切開カニューレの気管以外への迷入

② 気管切開後の経過中に生じやすい合併症

それ以降
- 気管切開孔や気管粘膜の損傷・肉芽の形成
- 粘性痰による気道閉塞
- 嚥下障害
- 気管－腕頭動脈瘻、気管－食道瘻
- 気管切開カニューレ交換時の気管損傷
- 感染性の肺炎

③ 気管切開カニューレ抜去後に生じやすい合併症

抜去後
- 気道狭窄
- 気管切開孔の閉鎖不全
- 排痰困難による気道閉塞
- 呼吸仕事量増加による呼吸筋疲労

・丸川征四郎 編：気管切開―最新の手技と管理― 改訂第2版. 医学図書出版, 東京, 2011.
・片岡英幸, 北野博也：気管切開術の基本手技と合併症対策. 日本気管食道科学会会報 2012；63(2)：201-205.
・安達一雄, 梅﨑俊郎：誤嚥防止手術後のマネジメント. メディカルスタッフのための嚥下実技講座. 嚥下医学 2013；2(1)：10-14.
・Mitchell RB, Hussey HM, Setzen G, et al. Clinical consensus statement：tracheostomy care. *Otolaryngol Head Neck Surg* 2013；148(1)：6-20.
以上4文献を参考に作成

気管切開患者に必要なケア

気管切開患者に必要なケアの概要を**図2**[4,5]に示します。

いずれの領域においても、気管切開患者のケアでは、合併症予防、コミュニケーションの促進や栄養管理など療養生活の質の改善が基盤となります。しかし、病状・病態、治療計画、予測される治療経過、活用できる資源などによって看護方針や具体的なケア内容・手順・注意点は異なります。

一時的な気管切開の場合は、傷病・病態の治癒・改善の経過に合わせた離床、嚥下訓練、排痰訓練など早期抜去を目的としたケア計画が必要です。

〈引用文献〉
1. 丸川征四郎 編：気管切開―最新の手技と管理― 改訂第2版. 医学図書出版, 東京, 2011.
2. 片岡英幸, 北野博也：気管切開術の基本手技と合併症対策. 日本気管食道科学会会報 2012；63(2)：201-205.
3. 安達一雄, 梅崎俊郎：誤嚥防止手術後のマネジメント. メディカルスタッフのための嚥下実技講座. 嚥下医学 2013；2(1)：10-14.
4. Mitchell RB, Hussey HM, Setzen G, et al. Clinical consensus statement：tracheostomy care. *Otolaryngol Head Neck Surg* 2013；148(1)：6-20.
5. National Health Service Quality Improvement Scotland：Caring for the patient with a tracheostomy, 2007.
http://www.healthcareimprovementscotland.org/previous_resources/best_practice_statement/tracheostomy_care.aspx (2019.3.20アクセス)

図2 気管切開患者へのケア

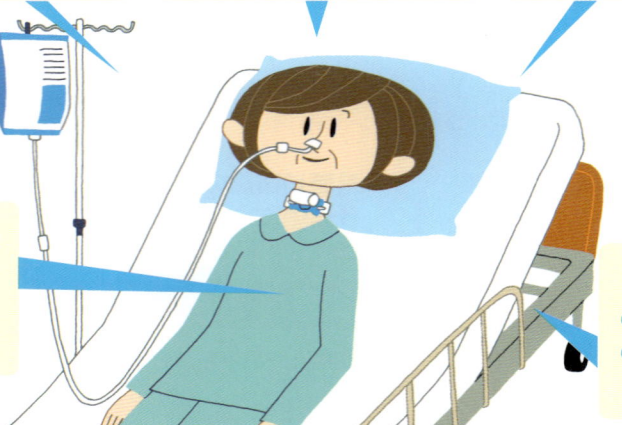

気管切開カニューレの管理
- 気管切開カニューレの選択および交換
- 気管切開カニューレの固定
- カフ圧の調整

気管切開孔の管理
- 創部の感染予防
- 潰瘍および血流障害予防

気道のクリアランスの維持
- 気管吸引
- 気道の加温および加湿
- 誤嚥予防　● 排痰援助

栄養管理
- 経管栄養
- 嚥下訓練

コミュニケーションの工夫
- 発声以外の意思伝達方法
- スピーチカニューレの使用
- 発声訓練

患者への教育・指導
- 気管切開と管理に関する教育
- 療養指導

・Mitchell RB, Hussey HM, Setzen G, et al. Clinical consensus statement：tracheostomy care. *Otolaryngol Head Neck Surg* 2013；148(1)：6-20.
・National Health Service Quality Improvement Scotland：Caring for the patient with a tracheostomy, 2007.
以上2文献を参考に作成

気管切開カニューレ製品の使い分け方

浦里博史

気管切開カニューレにはさまざまな種類があります。
ここでは、気管切開カニューレの種類・形状やその特徴について、使い分けのめやすや利点・欠点および使用中の注意点を述べます。

気管切開カニューレの種類と特徴

まず、気管切開カニューレの基本的な構造と名称を**図1**に示し、症状別気管切開カニューレの選択のめやすを**図2**に示します。

気管切開カニューレは、形状によって**表1**のように大別されます。

図1 気管切開カニューレ
※写真はカフあり、単管、カフ上部吸引機能あり

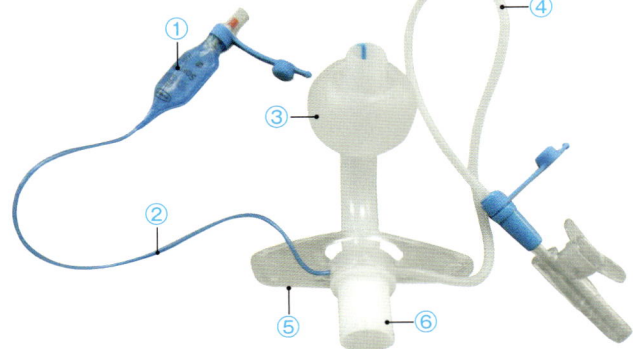

① パイロットバルーン
② インフレーションチューブ
③ カフ
④ カフ上部吸引ライン
⑤ ネックプレート（ウィング）
⑥ ターミナル（コネクタ）

図2 症状別気管切開カニューレ選択のめやす

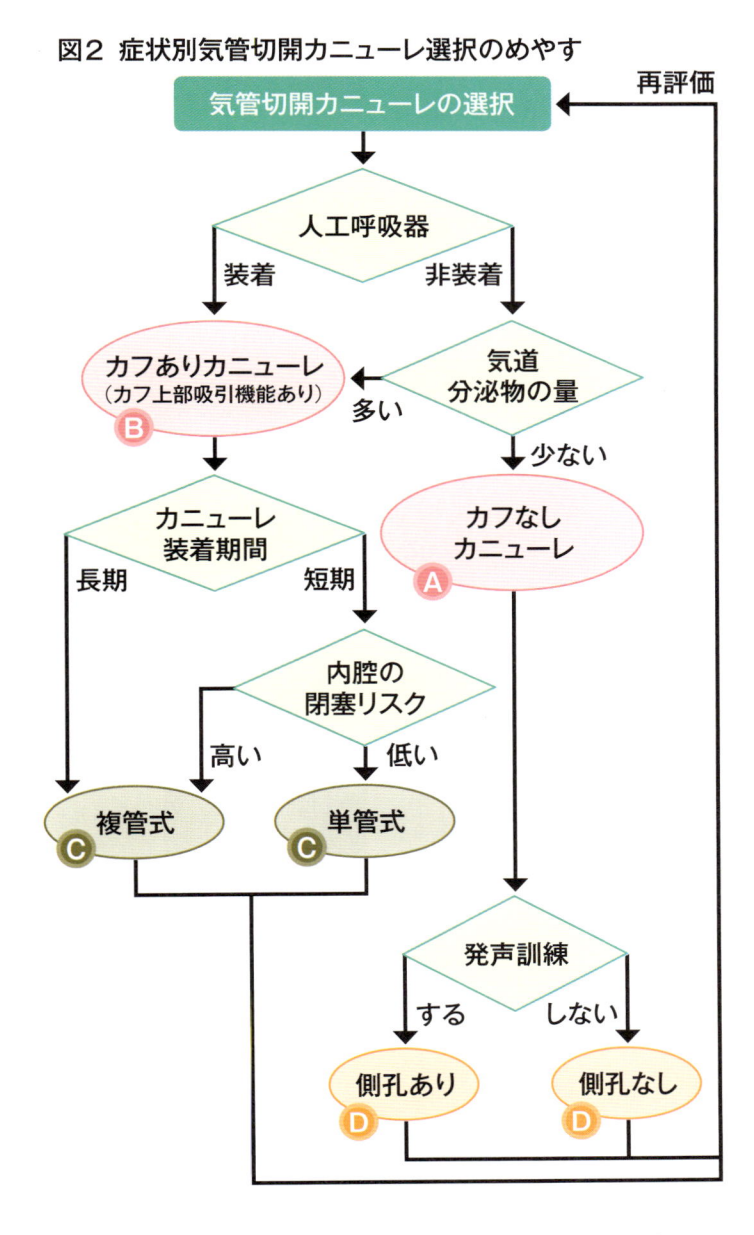

表1 気管切開カニューレの種類と特徴

種類		製品例	適応	メリット	デメリット
A カフの有無	あり	*1	● 人工呼吸器装着中 ● 気道分泌物が多い場合	● 誤嚥やエアリークの予防ができる	● 挿入中の違和感が強い ● 長期化することで、カフの圧迫による気管粘膜損傷のリスクがある
	なし	*2	● 主に小児 ● 誤嚥の危険性が低い場合	● シンプルな構造である ● 気管（気道）への刺激が減少	● 誤嚥のリスクがある ● 人工呼吸器が装着できない
B カフ上部吸引機能の有無	あり	*1	● 上気道からの分泌物の流入が多い場合	● 誤嚥の予防ができる	● 吸引ラインが閉塞すると、気管切開カニューレの交換が必要となる場合もある
	なし	*3	● 上気道からの分泌物の流入が少ない場合	―	● カフ上部の分泌物の除去が困難 ● 挿入中の違和感が強い
C 単管式と複管式 ※写真はカフなしカニューレ（カフありカニューレもあり）	単管式	*3	● 気道分泌物による閉塞のリスクが低い ● カニューレ装着期間が短い	● 安価である ● シンプルな構造である	● 内腔が狭窄・閉塞した場合、気管切開カニューレ全体の交換が必要
	複管式	*4	● 気道分泌物による閉塞のリスクが高い ● カニューレ装着期間が長い	● 内腔の狭窄・閉塞時に容易に交換できる	● やや製品コストが高い ● 同じ外径であっても、単管より内腔の大きさが小さくなる ● 外筒の内壁に付着した分泌物を気管に落下させるリスクがある
D 側孔（窓）の有無 ※写真はカフなしカニューレ（カフありカニューレもあり）	あり	*5	● 発声や発声訓練を必要とする場合 ● 一般にスピーチカニューレと呼ばれる	● 発声や発声訓練ができる	● 側孔を通って誤嚥する危険性がある ● 構造を理解して使用しないと窒息等のリスクが高い（カフ付スピーチ）
	なし	*2	● 発声や発声訓練を必要としない場合	● シンプルな構造である	● 発声訓練を開始するときに気管切開カニューレの入れ替えを要する
E 特殊形状 ※適応のみ記載	T字管、永久気管管		● 発声や発声訓練を必要としない場合 ● T字管：（カニューレ抜去困難症などの）気道狭窄の治療		
	レティナ®、気管ボタン®		● 喉頭気道狭窄や喉頭がんの場合の気道狭窄予防 ● 気管切開孔の保持、発声訓練、呼吸訓練		
	ダブルカフ		● 呼吸状態は比較的よいが、気管切開孔を必要としている場合		
	アジャスタブルフランジ		● 通常の気管切開カニューレでは気道確保が困難な場合		

*1 コーケンネオブレス 単管タイプ、*2 コーケンPPカニューレ 単管、*3 ポーテックス®ブルーラインウルトラ®気管切開チューブ（カフ付）、*4 ポーテックス®ブルーラインウルトラ®サクションエイド・カフ付（二重管）、*5 スピーチカニューレ（1、2、4、5：株式会社高研／3：スミスメディカル・ジャパン株式会社）

カフの有無

1. カフのあるタイプ

人工呼吸器装着中や、気道分泌物の多い患者に使用されます。

カフの役割は主に2つあります。
- 気管壁と気管切開カニューレの間のエアリーク予防
- 分泌物などの下気道への流入予防

カフによって持続的に気道粘膜が圧迫され違和感が強いだけでなく、長期に使用することで粘膜損傷を引き起こす危険性があります。

2. カフのないタイプ

小児患者や、慢性的な気管切開で誤嚥の危険性が低い患者に使用されます。

シンプルな構造で違和感は最小限ですが、自然抜去や上気道の分泌物の誤嚥というリスクがあるほか、緊急時などに人工呼吸器の装着ができないというデメリットもあります。

 ## カフ上部吸引機能の有無

カフ上部に貯留し上気道から流入した分泌物を、カフ上部に開口した側管（吸引ライン）から吸引できる機能がついたものがあります（図3）。

また、吸引とは逆に、酸素や空気を声門に流すことで発声訓練を可能にする構造でもあります。さらに最近では、カフの下部にも側管が開口し、カフ下の吸引も可能な製品があります。特に唾液や鼻汁などの分泌物の流入が多い場合や、長期間にわたって気管切開カニューレを使用する場合に有効とされています。

吸引ラインの閉塞を起こすと、気管切開カニューレ全体の交換を要する場合があります。吸引ラインを使用して吸引するときは、吸引圧を上げ過ぎるとラインが変形するなどして閉塞する危険性があります。吸引圧が20〜25kPa（150〜200mmHg）を超えないよう留意しましょう。

 ## 単管式と複管式（図4）

複管式の気管切開カニューレ（内筒付きのカニューレ）は、2重構造にすることで、チューブ全体ではなく内筒を交換するだけでカニューレ内の清潔を保つことができる構造のものです。

内筒はリユースの物とディスポーザブルの物があります。

分泌物が多かったり、痰で閉塞する可能性が高い場合には、容易に交換ができる複管式の気管切開カニューレを用いたほうが内腔の閉塞リスクを軽減できるでしょう。

ただし、複管式は内筒を別途使用するぶん、単管式よりもコストが高くなります。また、単管式と同じ外径でも、カニューレ内径が1mm程度狭いというデメリットがあります。

側孔（窓）の有無

本管に側孔が開口している構造です。

気管切開カニューレのターミナル部（コネクタ部）を塞いだり、吸気弁（一方弁）を装着したりすることで発声が可能になります（図5）。

一般にスピーチカニューレと呼ばれるものの多くがこの構造です。

側孔（窓）の有無を確かめずにターミナル部を塞いだり、吸気弁を使用すると呼気を吐き出せなくなることが

図3 カフ上部吸引機能つきカニューレ

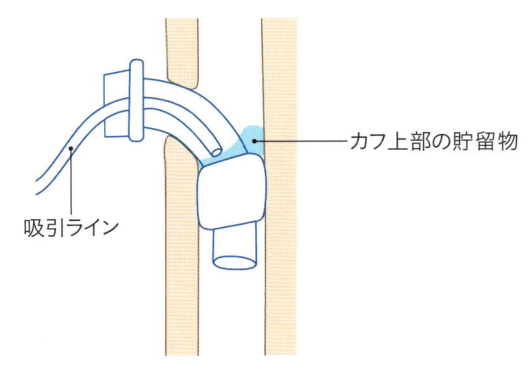

カフ上部の貯留物

吸引ライン

図4　複管式気管切開カニューレ

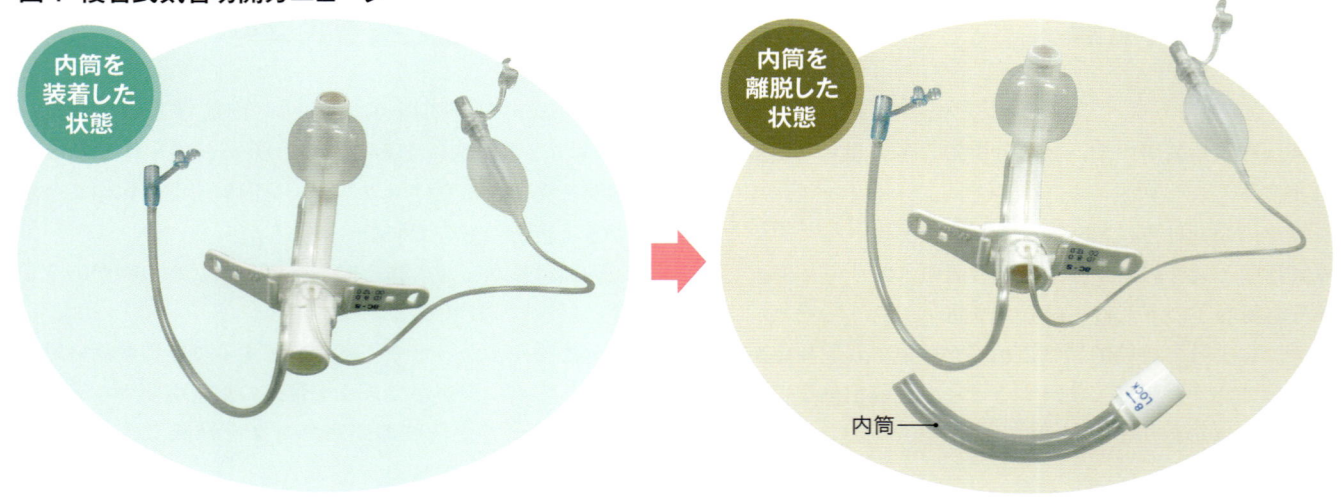

内筒を装着した状態 → 内筒を離脱した状態

内筒—

図5　側孔つき気管切開カニューレと
一方弁を用いた際の吸気・呼気の流れ

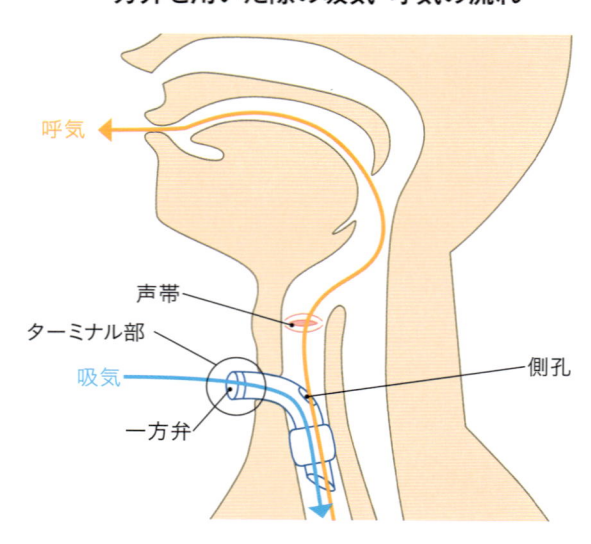

呼気

声帯

ターミナル部

吸気

一方弁

側孔

あるため、非常に注意を要します。

　また、一方弁の閉塞を引き起こす可能性があるので、一方弁を使用した状態でターミナル部からネブライザ吸入を行うことは禁忌です。ネブライザを使用する際は、一方弁を取ったうえでT字管やトラキマスクを介して行うことが望ましいでしょう。ただし、もちろんその間、患者は発声することができません。

E 特殊形状

　通常は上記の4種を組み合わせた製品が使用されますが、その他の疾患などに適応した、特殊な形状の気管切開カニューレについてその特徴を列記します。

図6 気管切開から閉鎖に至るまでの経緯

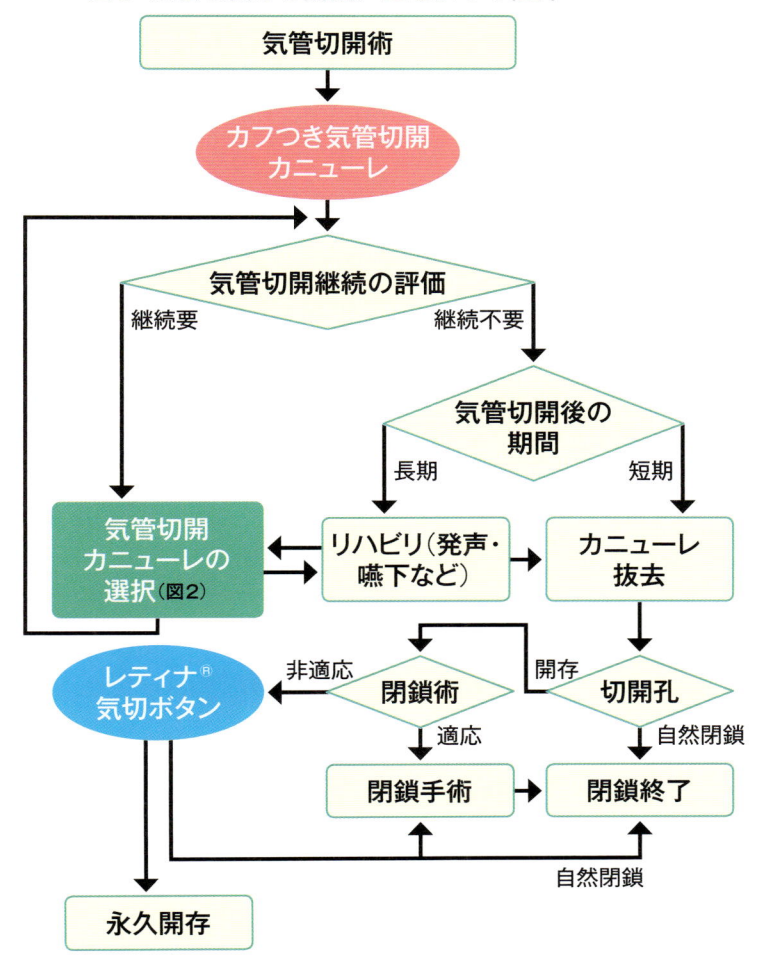

①**T字管や永久気管管**

　喉頭気道狭窄や喉頭がんの場合の気道狭窄予防のために用いられます。

②**レティナ®、気管ボタン®**

　上気道狭窄や軽度呼吸不全で呼吸状態は比較的よいものの、気管切開孔を必要としている場合に用いられます。

③**ダブルカフ**

　通常の気管切開カニューレよりやや長く、先端にカフが2つ付いているのが特徴です。

④**アジャスタブルフランジ**

　アジャスタを用いた構造で、気管に挿入する長さを調整できます。

　ダブルカフ、アジャスタブルフランジはいずれも、肥満のために体表から気道まで距離が長い場合や、気道の変形等で通常の気管切開カニューレでは気道確保が困難な場合に用いられます。

経過別にみた気管切開カニューレの種類選択のめやす

　気管切開は、けっしてすべてが永久的なものではなく、呼吸状態や気道の状態が改善すれば、リハビリを経て閉鎖が考慮されるものです（**図6**）。

〈参考文献〉
　1. 丸川征四郎 編：気管切開—最新の手技と管理— 改訂第2版. 医学図書出版, 東京, 2011.
　2. 宇都宮明美 編：誰でもわかる人工呼吸器 はじめの一歩. 照林社, 東京, 2011.

気管切開カニューレの固定方法と注意点

鎌田あゆみ

気管切開カニューレの固定方法には、綿ひもで固定する方法や、専用のホルダーを使用する方法などがあります。

今回は、綿ひもで固定する方法、気管切開カニューレホルダーを使用する方法と、縫合（ナート）固定の3つの注意点を紹介します。

綿ひもによる固定（綿ひも2本を使用）

利点
- 汚染時には容易に交換ができ、値段も安価
- 顔面や頸部の浮腫の状態により交換可能
- 瘻孔が完成するまでの間も、適宜交換できる

欠点
- 皮膚の接地面が小さいため、頸部のしわに入り込んだり、擦れたりする
- 発赤や表皮剥離など皮膚損傷を起こすことがある。これらを防ぐには、ひもにガーゼなどを巻いて保護するとよい
- ほどける危険があるため、固結びにする（蝶結びは避ける）

1 綿ひもを端から10cm程度のところで折ります

2 その輪を気管切開カニューレのフレームの穴に通します

3 左右のそれぞれの長いほうを首の後ろに通し、長いひもと短いひもを結びます

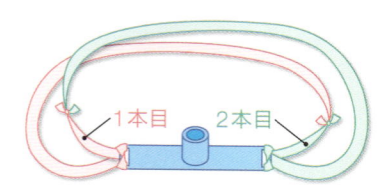
1本目　2本目

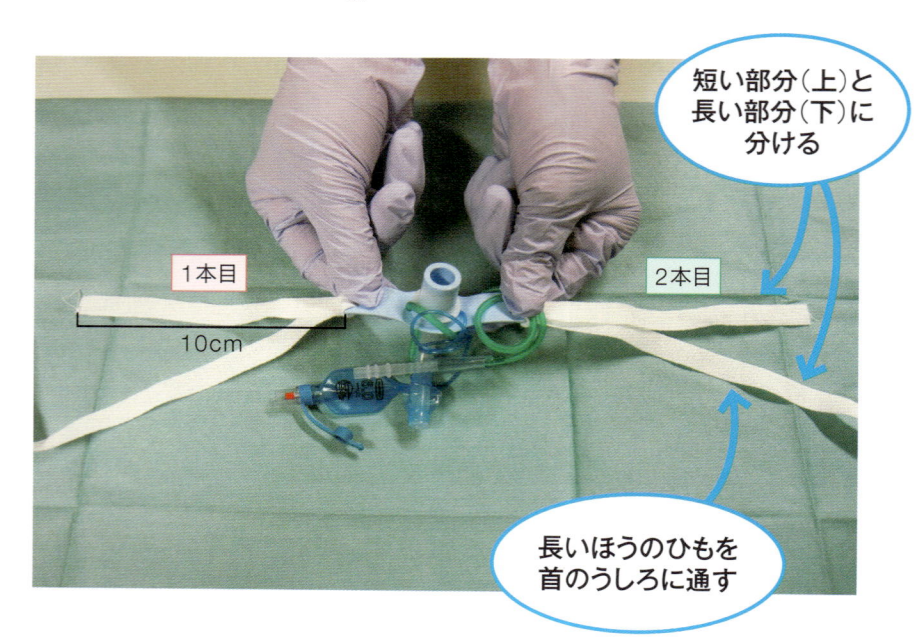

1本目　10cm　2本目

短い部分（上）と長い部分（下）に分ける

長いほうのひもを首のうしろに通す

4 ひもと頸部に人差し指1本ぶんの余裕をもたせ、固結びをします

5 余分なひもは切ります
● 1人は気管切開カニューレとカフラインとカフ上部吸引ラインを手で持ち、誤って切らないように保護する

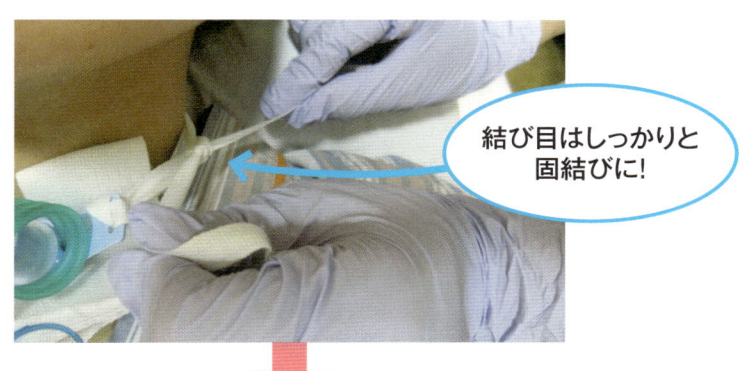

結び目はしっかりと固結びに!

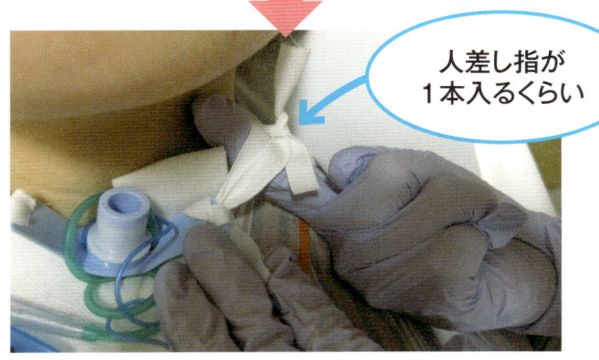

人差し指が1本入るくらい

日常のチェックポイント

☐ 綿ひもの結び目が緩み、抜去とならないように注意する

☐ 顔面や頸部の浮腫の状態を観察しながら、常に人差し指が1本入る余裕があることを確認する

▶ カニューレホルダーを用いた固定

利点
● 綿ひもに比べて固定が容易
● 首の太さに合わせてマジックバンドで調整できる
● 伸縮性が多少あるので、患者の状態に合わせて適度な固定ができる
● 皮膚への接地面が広く、局所的な圧迫が少ない

欠点
● 綿ひもよりも高価なので、頻繁に交換が必要な場合はコストがかかる
● 繰り返しの使用でマジックバンドの部分が弱くなり、外れるリスクがある

1 気管切開カニューレのフレームの穴にテープファスナーを通して、ネックバンドの柔らかな面に貼りつけます

2 テープⒶのマジックバンドをネックバンドの柔らかな面Ⓑに貼りつけ、長さと圧迫感を調整します

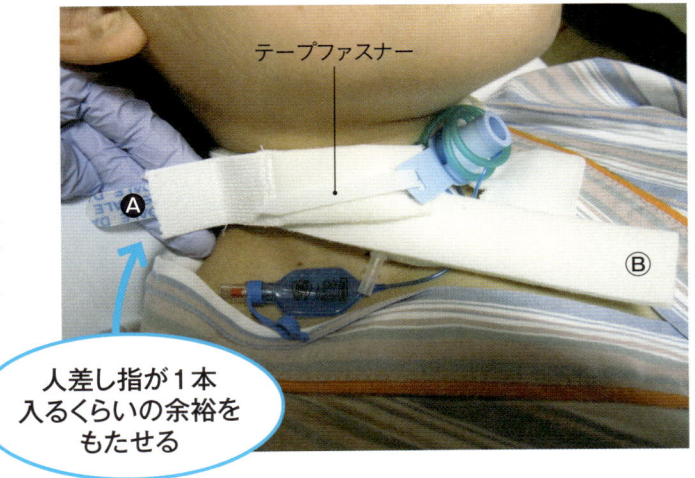

テープファスナー

Ⓐ

Ⓑ

人差し指が1本入るくらいの余裕をもたせる

3 ネックバンドの余計な部分を切り落とします

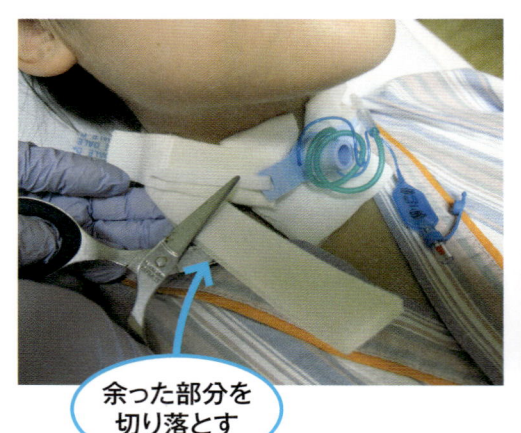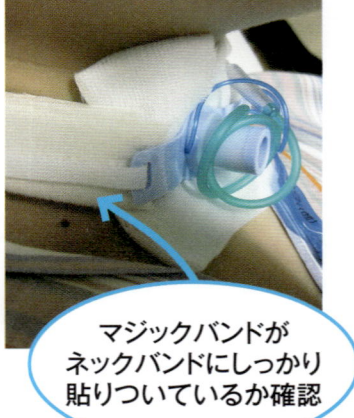

余った部分を切り落とす

マジックバンドがネックバンドにしっかり貼りついているか確認

日常のチェックポイント

- ☐ マジックバンドのつき具合を確認する
- ☐ 補強のため、マジックバンド部分を医療用テープで留めてもよい

 A カニューレホルダーの製品例

コーケンカニューレホルダー スタンダード（成人用）（小児用）
（©2019 KOKEN CO., LTD.）

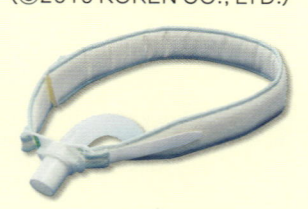
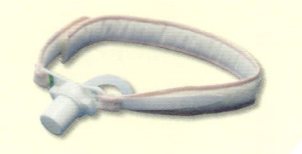

気管切開 チューブホルダー
（スミスメディカル・ジャパン株式会社）

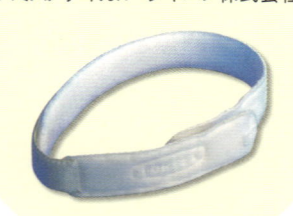

コーケンカニューレホルダー ダブルフィット（成人用）（小児用）
（©2019 KOKEN CO., LTD.）

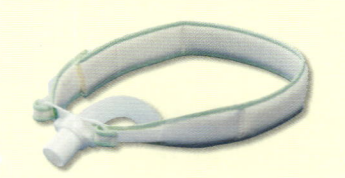
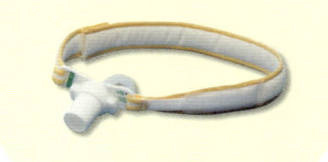

本体（ネックバンド）

マジックバンド

テープファスナー

フレーム

イラストはコーケンカニューレホルダースタンダード資料を参考に作成

ソフトホルダーホワイト （フリーサイズ）
（コヴィディエン ジャパン株式会社）

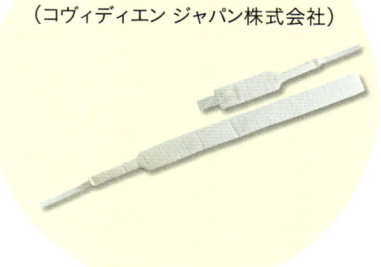

縫合（ナート）固定

 利点 ● 綿テープやカニューレホルダーが緩んでいても、皮膚にナートされているため、すぐ抜けることはない

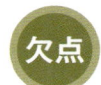 **欠点** ● 皮膚の違和感や潰瘍形成の原因になることがある
● Yガーゼの挿入時に、きつく入りづらいことがある（そのときはYガーゼの端をカットして使用してもよい）

　気管切開術後1週間程度まで縫合（ナート）で固定をすることもあります。

　気管切開孔が完成する1週間までは気管切開カニューレが抜去してしまうと再挿入が困難となり、皮下組織に迷入する危険性もあります（p.92・図1参照）。気管切開孔のリスク管理として、気管切開カニューレのフレームを皮膚に直接縫合（ナート）して抜去を防ぐ方法です。

　縫合（ナート）は気管切開カニューレフレームの左右の穴に、上下2か所ずつ固定します。

　皮膚とカニューレは固定されていますので、皮膚の伸展や咳の刺激で、カニューレの先端位置は変化します。そのため、見た目ではカニューレが抜けていないようでも、カニューレの先端が気管から抜けて、皮下組織へ迷入してしまう場合もあるので注意が必要です。

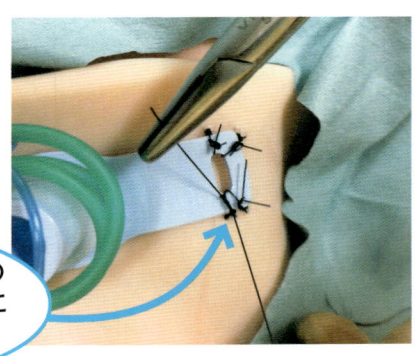

気管切開カニューレのフレームの左右の穴に上下2か所ずつ固定

日常のチェックポイント

☐ 縫合糸が切れていないかを確認する

☐ ナート部の皮膚に発赤や潰瘍ができていないかを観察する

〈参考文献〉
1. 道又元裕 監修：見てできる臨床ケア図鑑 ICUビジュアルナーシング. 学研メディカル秀潤社, 東京, 2014：116-123.
2. 道又元裕 監修：重症集中ケアシリーズ4 ICUナースのカテーテル管理 根拠・経験知＋Q&A. 日総研出版, 名古屋, 2013：79-82.

気管切開孔の実際の管理方法

米倉ひろみ

観察 感染徴候、皮膚障害がないかチェック

　出血の持続、皮下気腫の拡大、感染徴候が認められた場合や、皮膚障害により処置が必要になった場合は、医師へ報告します。

　具体的な観察ポイントを**表1**に示します。

術後ケア① 術後、数日はガーゼによる保護と消毒

　気管切開術後、数日は、切り込み（Y字）ガーゼによる保護と、感染防止目的で消毒をします。

　消毒については明確なエビデンスはありませんが、消毒薬はそれ自体に細胞毒性があり創傷治癒を遷延させるといわれます[1,2]。術後数日は創感染防止のためイソジン®液やクロルヘキシジンなどで消毒をしますが（**図1**）、長期の使用は必要ありません。

　消毒などケアの前後には、手指衛生を行い、手袋を着用して、交差感染の防止に努めることも大切です。

　切り込みガーゼは、出血や滲出液の吸収と、圧迫軽減などで使用されます。しかし滲出液が付着し菌を増殖させる危険性があるため、気管切開孔が安定しているのであれば、継続して使用する必要はないと考えます。

　切り込みガーゼを使用するときは、毎日、または汚染があれば交換します。

表1　気管切開孔・周囲皮膚の観察ポイント

1) 術直後の観察ポイント		☐出血はないか？ ☐皮下気腫はないか？
2) 安定後の観察ポイント	感染徴候	☐発赤はないか？ ☐腫脹はないか？ ☐熱感はないか？ ☐疼痛はないか？ ☐排膿はないか？（あれば、膿の性状の変化は？）
	皮膚障害	☐水疱はないか？ ☐びらん・表皮剥離はないか？ ☐潰瘍はないか？

図1　気管切開孔周囲の消毒

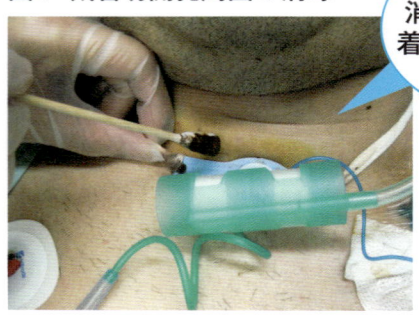

術後数日は消毒を行う（手袋を着用して交差感染を予防する）

術後ケア② 術直後の気管切開孔の疼痛にはNSAIDsを使用

気管切開術後に創痛が強いようであれば、患者の全身状態によって、小手術の術後鎮痛に有効とされる非ステロイド性抗炎症薬（NSAIDs）などを投与します。

気管切開部の疼痛は、感染や皮膚障害による症状、孔の肉芽によることも考えられるため、観察とアセスメントを行い、医師への報告が必要となります。

保清ケア 瘻孔が完成した後は清拭（洗浄）による清潔保持

気管切開孔は、唾液や気道分泌物により汚染されやすいことや、過剰な滲出液によって浸軟（皮膚がふやける状態）が続き、皮膚障害が発生したり創感染が起こる危険性があります。

そのため、気管切開術の数日後に瘻孔が完成すれば、消毒よりも清拭をして、皮膚の清潔を保つようにします。

具体的には、気管切開孔の周囲皮膚を以下の方法で清拭します。

● ディスポーザブルタオルによる清拭
● 皮膚用洗浄剤（セキューラ®CL、リモイス®クレンズなど）を用いたディスポーザブルのタオルによる清拭
● 生理食塩水を浸した綿棒による清拭

トラブル予防 トラブル回避のために、ガーゼ、軟膏、ドレッシング材を活用

過剰な滲出液に対しては、切り込みガーゼを用い、油性軟膏（ワセリン®）や水溶性軟膏（アズノール®軟膏）などを塗布して、皮膚を保護することもあります。ただしびらんや表皮剝離などの皮膚障害を伴う場合、塗った軟膏を皮膚から除去することは容易ではなく、悪化させる要因となるため、あまり勧められません。

皮膚障害や圧迫損傷予防のためにドレッシング材を使用します。当院ではハイドロコロイドドレッシング材（デュオアクティブ®ETなど、**図2**）や、非固着性のポリウレタンフォーム材（ハイドロサイト®）を使用しています。

なお、カラヤ素材が多いドレッシング材（カラヤヘッシブ®など）は溶解し、気管切開孔から流入する危険があるため、使用しません。

図2 過剰な滲出液に対するドレッシング材の使用

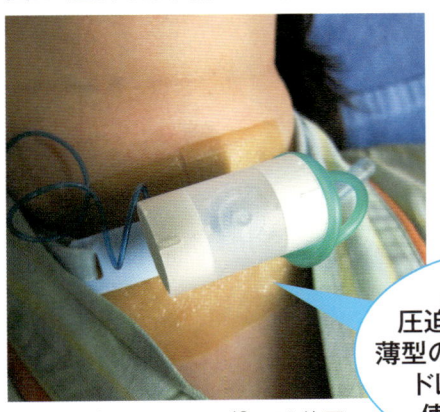

ここではデュオアクティブ®ETを使用

皮膚障害や圧迫を避けるため、薄型のハイドロコロイドドレッシング材を使用するとよい

〈引用文献〉
1. 塚田真弓：気管カニューレ挿入部位の感染防止、「いつもと違う！」に対応する手術創・医療器具挿入部の感染防止．ナーシング・トゥデイ 2008；23(14)：34.
2. 榎忠彦：ルール120・消毒薬はそれ自体が細胞毒性を持つ．大久保憲 編，現場ですぐ使える 洗浄・消毒・滅菌の推奨度別・絶対ルール227＆エビデンス．インフェクションコントロール 2009・秋季増刊，メディカ出版，大阪，2009：171-172.

〈参考文献〉
1. 中川ひろみ 編：「ドレーン・チューブ管理」「術創管理」コツとワザ．月刊ナーシング 2010；30(13)：20-21.
2. 日本看護協会認定看護師制度委員会創傷ケア基準検討会 編著：創傷ケア基準シリーズ② 目的別瘻孔のケア 気管切開孔，瘻孔・ドレーンのケアガイダンス．日本看護協会出版会，東京 2002：347.

気管切開カニューレ交換の時期と方法・注意点

米倉ひろみ

▶ 気管切開カニューレ交換の時期

初回交換のタイミングは「術後1～2週間以降」

気管切開後、気管切開孔は7日程度で形成され、2週間程度で完成するといわれます[1]（患者の創傷治癒能力により異なる）。

気管切開カニューレの初回交換は、気管切開孔が瘻孔化されておらず気管切開カニューレが気管に入らないという事態を避けるため、一般的には、瘻孔形成後の1～2週間以降に行われると考えられます。

気管切開カニューレ交換の間隔は、瘻孔化すれば「2～4週間ごと」

入れ替え間隔についての明確なエビデンスはありません。また感染防止の観点からは、定期的な入れ替えが肺合併症の発生頻度を低下させたという報告は見受けられないため、気管切開カニューレの入れ替えを定期的に行う必要性はないと考えられます。

しかし、分泌物の貯留・固着による内腔の狭窄や、カフを含めたチューブ部分の損傷などにより交換が必要になるため、2週間程度定期的に交換する[2]、あるいはいったん瘻孔化されてしまえば、2～4週間程度で定期的に交換するのが一般的[3]とされます。患者の状態などによって異なるため、1～2週間で交換することもあります。

▶ カニューレ交換の方法とトラブルの予防

気管切開カニューレ交換の手順と観察ポイント

気管切開カニューレ交換における手順の例とナースの介助のポイント、交換時、交換後の観察のポイントをp.93～94に示します。

B 交換に伴うトラブルを防ぐ

交換時に起こりうるトラブルとして、以下が挙げられます。

①皮下への気管切開カニューレの迷入[4]（図1）や挿入困難（瘻孔化されていない時期の、早すぎる交換が原因と

図1 気管切開カニューレの迷入

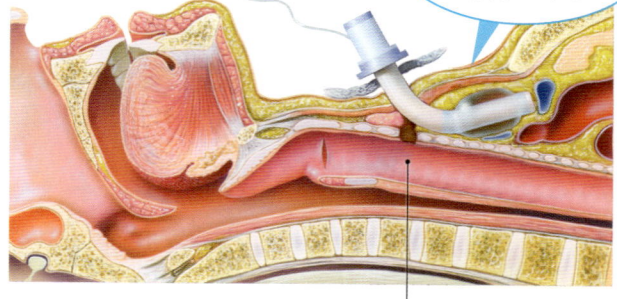

交換時に留置位置を誤ってしまう場合がある

気管（本来の留置位置）

なりやすい）

②出血

③抜去困難

　医療事故として、スタイレットの抜き忘れによる窒息[5]（図2）、気管切開カニューレの誤接続（穴ありカニューレに穴なしカニューレを挿入しスピーチバルブを接続してしまい閉塞状態となった、など）[6] といった事例も報告されています。

　このようなトラブルを起こさないためには、以下の対策も重要です。

●瘻孔化していない時期の気管切開カニューレ交換は避ける

●再挿管困難が予測されたり、初回の交換時などは、気管挿管の準備もあわせて行っておく

●気管切開カニューレは、現在のサイズと1サイズ小さいものを準備しておく

●カニューレの種類・サイズや、そのタイプを使用した理由をスタッフの間で共有する

図2　スタイレット抜き忘れによる窒息

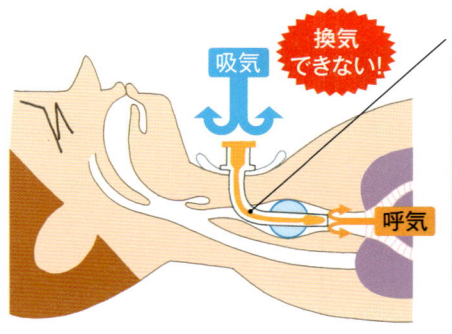
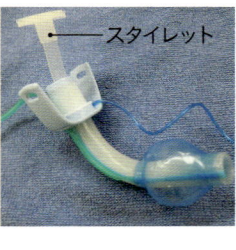

・気管切開カニューレには、挿入時の気管チューブの補強のため、スタイレット(オプチュレータ)が挿入されている
・留置後はすぐに抜去し、気道を開通させる必要がある
医薬品医療機器総合機構：気管切開チューブの取扱い時の注意について．PMDA医療安全情報，No35，2012年10月．を参考に作成

〈引用文献〉
1．須賀芳文：気管切開，特集「なぜ？」がわかる人工呼吸管理とケア．月刊ナーシング 2012；32(4)：47-48．
2．讃井將満：チューブ入れ替えの時期・劣化の評価．道又元裕，小谷透，神津玲 編，人工呼吸管理実践ガイド，照林社，東京，2009：182-185．
3．讃井將満：コラム9・気管チューブの交換．讃井將満，大庭祐二 編，人工呼吸管理に強くなる，羊土社，東京，2011：197-199．
4．日本医療安全調査機構：気管切開術後1週間のリスク管理．医療安全情報No1．2012年9月．
　http://www.medsafe.jp/activ_alarm/activ_alarm_001.pdf (2019.3.20アクセス)
5．医薬品医療機器総合機構：気管切開チューブの取扱い時の注意について．PMDA医療安全情報，No35，2012年10月．
　http://www.pmda.go.jp/files/000144686.pdf (2019.3.20アクセス)
6．医薬品医療機器総合機構：気管切開チューブへのスピーチバルブ等の誤接続の注意について．医療安全情報No3．2008年1月．
　http://www.pmda.go.jp/files/000143971.pdf (2019.3.20アクセス)

〈参考文献〉
1．丸川征四郎 編：気管切開―最新の手技と管理― 改訂第2版．医学図書出版，東京，2011．
2．永井秀雄，中村美鈴 編：臨床に活かせるドレーン&チューブ管理マニュアル．学研メディカル秀潤社，東京，2011．

気管切開カニューレ交換の手順

必要物品

- ●気管切開カニューレ（医師とサイズを確認して準備する）
- ●カフ用シリンジ
- ●生体監視モニタ（心電図、SpO_2）
- ●用手換気用品（ジャクソンリースまたはバッグバルブマスク）
- ●吸引チューブ
- ●固定用の綿ひもまたはカニューレホルダー
- ●潤滑剤
- ●個人防護具（手袋、マスク、ガウンまたはエプロン、ゴーグル）

用手換気用品

（具体的な当て方はp.106「気管切開カニューレの閉塞・抜去への対応法」を参照）

ジャクソンリース

- ●人工気道がある（気管切開カニューレなど）
- ●酸素ガス供給源があるとき　など

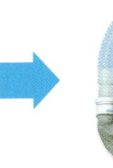
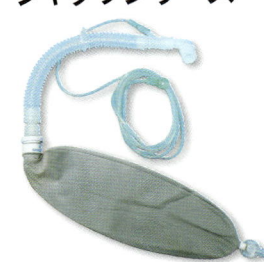

バッグバルブマスク

- ●人工気道がない
- ●緊急時
- ●酸素ガス供給源がなくても使用可能　など

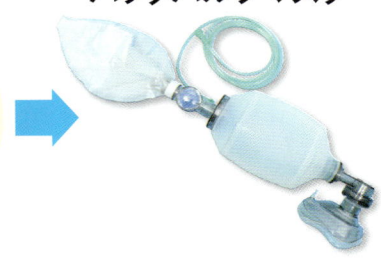

① 患者・家族に気管切開カニューレを交換する理由を説明します
- 意識のない患者の場合は、家族に説明する

② 心電図モニタ、SpO₂モニタを装着し、バイタルサインを測定します
- 施行前に全身状態を確認する

③ 医師（術者）および看護師（介助者）は、手指衛生ののち、個人防護具を着用します

④ 新しい気管切開カニューレのカフ漏れがないか、エアを注入して確認します

⑤ 確認後、カフ内のエアを完全に抜き、先端に潤滑剤を塗布します

⑥ カフ上部（カフ上部吸引機能があれば）、口腔内、気管切開カニューレ内を吸引します

⑦ 医師が古い気管切開カニューレを抜去し、新しい気管切開カニューレを挿入します。スタイレットを抜去します

⑧ カフエアを注入し、固定用綿ひも、またはカニューレホルダーにて固定します
- カフ圧は30cmH₂O程度。カフ圧計を用いて調整する
- 固定の詳細はp.86「気管切開カニューレの固定方法と注意点」を参照

⑨ 呼吸状態（換気ができているかを確認）や、バイタルサインを確認します

⑩ 処置が終了したことを患者に伝え、ねぎらいの言葉をかけます

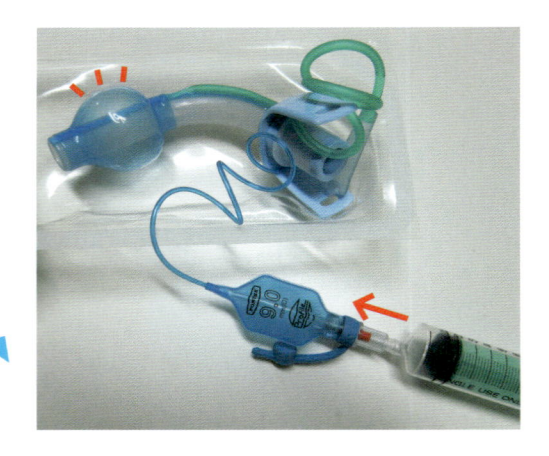

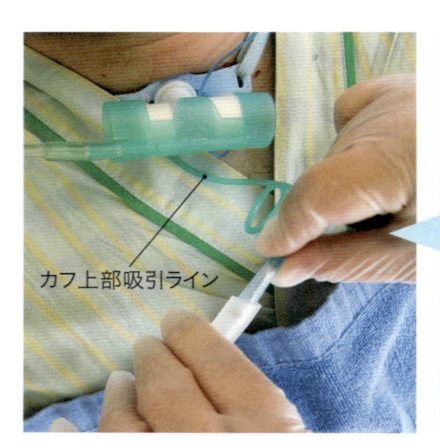

カフ上部吸引ライン

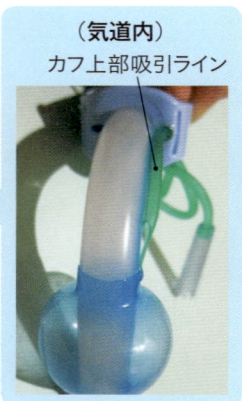

（気道内）
カフ上部吸引ライン

気管切開カニューレ交換時・交換後のチェックポイント

☐ 胸郭が挙上しているか

☐ 呼吸数、呼吸音、SpO₂値、呼吸状態の変化はないか

☐ 交換後、出血の状態はどうか（ガーゼへの滲出、痰の性状や量）
- 交換直後は出血をきたすことがあり、気管内に血液が垂れ込まないように吸引する
- 血性痰（気管内の出血）が持続する場合は、医師へ報告し、出血源の確認と止血を行う

☐ 気管切開カニューレを抜去した際に、気管切開孔の感染徴候、炎症、出血、肉芽の有無

☐ バイタルサイン

☐ 自覚症状など全身状態

気管切開での吸引の時期
：定期的に行うかどうか

八巻　均

▶ 患者にとって苦痛が強く、合併症の危険性も

　気管吸引の目的は、分泌物などを除去して気道を開存させて呼吸困難感や呼吸仕事量を軽減させることです。

　気管吸引は日常的に行われますが、患者の苦痛が強く、合併症が多い、非常に侵襲的な処置だと認識しなくてはいけません。また、看護師ができる気管吸引は中枢気道（気管〜左右主気管支）に貯留した分泌物しか除去できません。そのため、気管吸引は分泌物が除去できる場所にあるという評価のもとに行う必要があります。患者の呼吸や気道分泌物について適切にアセスメントできれば、定期的に吸引する必要はなくなります。

　一方、本来の目的とは異なりますが、吸引カテーテルの挿入によって人工気道（気管切開カニューレ）の内腔が十分に開存しているかなどの情報を得られるのも事実です。さらに、「侵襲的だから必要最低限に」とはいいますが、どのくらい時間をあけても大丈夫かという保障はありません。看護師のアセスメント能力を高めるのと並行して気管切開カニューレの閉塞予防・早期発見のために、「少なくとも8時間ごと」「各勤務で最低1回」などの基準を決めて「浅い吸引」を行うのもよい方法かと思います（後述）。

▶ 気管切開患者での気管吸引の注意点

　気管切開の吸引では、以下のことに注意します。

1. 気道（気管分岐部）粘膜の損傷

　気管切開カニューレは、気管に挿入されているのは6〜8cmと短いです（製品やカテーテルの内腔サイズにもよる）。つまり、10cm以上挿入すれば気道粘膜に到達してしまう可能性が高く、気道粘膜を損傷する危険性があります。

2. 咳嗽による気管切開カニューレの誤抜去や位置不良

　気管切開カニューレが皮膚上できちんと固定されていても、吸引時の咳嗽によって、気管切開カニューレが気管から抜けてしまう危険性があります。

　特に気管切開後2週間未満の場合、気管切開孔が瘻孔化していないため皮下組織へ迷入（見た目は抜けていなくても、気管からは抜けている）が起きやすいです。また、気管切開カニューレが浅くなると先端が気管壁にあたり、気道閉塞してしまう危険性があります。

判断基準：見る、聞く、触れる。分泌物の確認

吸引の適応となる状態は、「患者の咳嗽や侵襲の少ない排痰援助方法を実施しても患者自身が分泌物の排出ができず、アセスメントの結果、気管や人工気道内に分泌物がある場合[1]」です（喀痰検査の検体採取を除く）。

侵襲の少ない排痰援助方法とは、気道の適切な加温・加湿、水分管理（脱水の予防）、呼吸理学療法（呼吸補助、体位ドレナージ）などがあります。

アセスメントというと難しく感じますが、**表1**のように「見る（①、②、⑧）、聞く（①、③、④）、触れる（⑤）」という五感を活用して、分泌物があることを確認するということです。

特に聴診は、いびき様音や水泡音が気管吸引で分泌物の除去できる気管から主気管支の範囲で聴取されることを確認します。それ以外の場所で聴取されても、気管吸引では除去できない可能性が高く、気管吸引以外の方法

表1　気管吸引の適応となる状態

① 努力性呼吸が強くなっている ● 呼吸仕事量増加所見：呼吸数増加、浅速呼吸、陥没呼吸、補助筋活動の増加、呼気延長など
② 視覚的に確認できる（気管切開カニューレ内に分泌物が見える、または噴出している）
③ 胸部聴診で気管から左右主気管支にかけて分泌物の存在を示唆する副雑音（いびき様音：rhonchiや水泡音：coarse crackles）が聴取される。または、呼吸音の減弱が認められる
④ 気道分泌物により咳嗽が誘発されている場合であり、咳嗽に伴って気道分泌物の存在を疑わせる音が聞こえる（湿性咳嗽）
⑤ 胸部を触診し、ガスの移動に伴った振動が感じられる
⑥ 誤嚥した場合
⑦ ガス交換障害がある。動脈血ガス分析や経皮的酸素飽和度モニタで低酸素血症を認める
⑧ 人工呼吸器使用時 ● 量設定モードの場合：気道内圧の上昇を認める ● 圧設定モードの場合：換気量の低下を認める ● フローボリュームカーブで、特徴的な"のこぎり歯状の波形"を認める

日本呼吸療法医学会　気管吸引ガイドライン改訂ワーキンググループ：気管吸引ガイドライン2013（成人で人工気道を有する患者のための）. 人工呼吸 2013；30(1)：75-91. より改変して転載

を検討する必要があります。

ちなみに、⑦⑧については、これら単独では気管吸引の適応とはならず、その原因が分泌物によるものか判断しなくてはいけません。

気管切開における気管吸引の手技のポイント

"浅い吸引"を効果的に用いる

気管吸引の流れとそれぞれのポイントを**表2**に示します。

気管吸引には深い吸引と浅い吸引があります。長さを確認し、あらかじめ挿入する長さを決めておくことを勧めます。

● 深い吸引……カテーテルの先端が気管切開カニューレの外に出るように挿入する

● 浅い吸引……カテーテルの先端が気管切開カニューレの外に出ないように挿入する（気管切開カニューレの中だけを吸引する）

浅い吸引なら気管粘膜の損傷を予防できますし、患者自身の咳嗽で人工気道内まで分泌物を移動させられれば、患者の苦痛の軽減につながります。

特に気管切開患者では、気管切開カニューレは挿管チューブに比べて短いため、患者の咳嗽が十分であれば気管切開カニューレ内に（場合によっては気管切開カニューレの外まで）分泌物が排出されます。そのようなときは、浅い吸引でも十分に分泌物を除去できます。

効果的に分泌物が除去できていないと感じたときは、吸引手技はもちろん、吸引以外の分泌物除去方法（呼吸理学療法など）の必要性など、いろいろな角度から評価

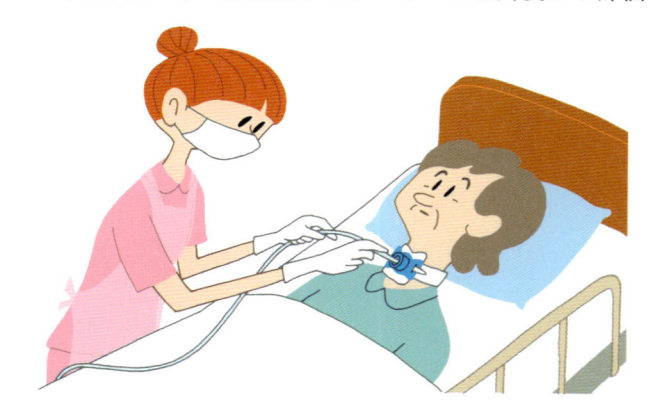

表2 気管吸引の実施

❶ 吸引前の準備

① **患者に説明を行う**

② **感染予防策（手指衛生とスタンダードプリコーション）の徹底**
- 気管切開は吸引実施者が分泌物にさらされる危険性が高い

③ **［必要時］吸引前の酸素化**
- 低酸素血症の危険性がある患者には、人工呼吸器の酸素濃度を上げる、酸素療法中なら酸素流量を増やすなど

がある。状態の安定している患者なら必ずしも必要ない

④ **咽頭部・カフ上に貯留した分泌物の除去**
- 気管吸引前に口腔・鼻腔を吸引することで咽頭部の唾液や分泌物の誤嚥を予防
- 気管切開カニューレにカフ上部吸引ラインがある場合にはカフ上部の分泌物も除去
- これらを怠ると、吸引時の咳嗽でそれらの分泌物が下気道に流れ込み、肺炎の原因になることがある

❷ 吸引の実施

① **吸引カテーテル挿入のタイミング**
- 自発呼吸のある患者では吸気時にタイミングを合わせる

② **挿入の深さ**
- 吸引カテーテル先端が気管分岐部に当たらない位置までゆっくり挿入する
- 気管切開の場合は6〜10cm程度挿入する
- 抵抗があった場合には吸引カテーテルを少し引き戻してから陰圧をかけ始める

③ **吸引操作**
- 陰圧をかけながら吸引カテーテルをゆっくり引き戻す
- 分泌物があるところでは吸引カテーテルを少し止めてもよい
- 1回の吸引操作で、10秒以上陰圧をかけないようにする
- 吸引カテーテルを前後に動かすことは、粘膜損傷の危険があるので行わない

④ **挿入時間**
- 可能な限り短くする

- 1回の吸引操作で、挿入開始から終了まで15秒以内で行う

⑤ **陰圧の強さ**
- 推奨される吸引圧は最大20kPa（150mmHg）。これを超えると粘膜損傷の危険性がある
- 吸引圧の設定は、接続チューブを完全に閉塞させた状態で行う

⑥ **再吸引のタイミング**
- さらに吸引が必要とアセスメントされた場合には、以下を確認してから行う
- ☐ 1回目の吸引操作終了後に合併症がないこと
- ☐ 心電図やSpO_2などのモニタが許容範囲であること

⑦ **吸引された分泌物の確認**
- 分泌物の性状（色、粘度、におい）と量、出血の有無をチェックする

❸ 吸引実施後

① **効果のアセスメント**
- 気管吸引前の状態が改善しているか「見て、聞いて、触れる」

② **血行動態（心拍数、脈拍数、血圧、心電図）の変化の有無**

③ **患者の主観の変化**
- 疼痛や呼吸困難感が改善しているか確認する

④ **咳嗽力の評価**

⑤ **合併症の有無の確認**
- 気道粘膜損傷（気管切開の場合）
- ☐ 分泌物への血液や組織片の混入の有無（血性が濃くなっていないか、持続していないか）
- 気管切開カニューレの誤抜去・気管切開カニューレの閉塞
- ☐ 呼吸（換気）ができているか：呼吸パターンの観察（呼吸回数、呼吸音、胸郭の動き、努力呼吸の有無）
- ☐ 低酸素になっていないか：SpO_2、チアノーゼの有無
- ☐ 一回換気量の低下、気道内圧の上昇（人工呼吸器装着中の場合）

日本呼吸療法医学会 気管吸引ガイドライン改訂ワーキンググループ：気管吸引ガイドライン2013（成人で人工気道を有する患者のための）. 人工呼吸 2013；30（1）：75-91. を参考に作成

していく必要があります。

　何度も言いますが、気管吸引は侵襲的であり、実施後に患者の状態が悪化する危険性を忘れてはなりません。

B　分泌物の評価

　気管切開の理由によって、分泌物に特徴が出ることがあります。

　術中・術後管理目的の場合は、術直後の分泌物に血液が混入する場合があります。血液が混入する理由が口腔など創部に関するものなのか、気道損傷によるものなのかを判断する必要があります。当然、血性が強くなっていないか、量が増えていないかの観察も必要です。

　脳神経疾患が理由の場合、誤嚥の危険性が高くなります。頻回に吸引が必要で、分泌物が水様性の場合は唾液の誤嚥が疑われるため、適正なカフ圧管理やカフ上部吸引ラインの活用などで誤嚥を予防する必要があります。

　長期間の人工呼吸管理が必要な場合は、人工呼吸器関連肺炎に注意が必要であり、痰の性状は重要な指標となります。

〈引用文献〉
　1. 日本呼吸療法医学会 気管吸引ガイドライン改訂ワーキンググループ：気管吸引ガイドライン2013（成人で人工気道を有する患者のための）. 人工呼吸 2013；30（1）：75-91. http://square.umin.ac.jp/jrcm/pdf/kikanguideline2013.pdf（2019.3.20 アクセス）

〈参考文献〉
　1. 片岡未来：人工呼吸患者の気管吸引 これだけは！ 6ポイント. 臨床の流れがバッチリわかる！ 新人ナースのための人工呼吸ケア"これだけは！" 速習ポイント48. 呼吸器ケア 2014；12（4）：36-43.
　2. 宇都宮明美 編著：写真＆図解で完全マスター！ ICUのベッドサイドケア. メディカ出版, 大阪, 2014：53-58.

痰があまり引けないときの具体的方法

神山淳子

気管切開患者には加温・加湿が必要

　痰があまり引けないときは、痰の粘稠度が高い可能性がありますので、加湿の確認をしましょう。

　人工気道がない通常の場合は、主に上気道（鼻腔・咽頭・喉頭）で加温・加湿が行われ、肺胞に達する際には温度37℃、絶対湿度44mg/L、相対湿度100％になります。

　しかし、人工気道を使用している場合には、上気道がチューブでバイパスされてしまいます。そのため、加温・加湿が十分でない医療ガスを吸入すると、温度の低い乾燥したガスが直接下気道に入るために、下気道の熱や水分が奪われてしまいます。その結果、気道分泌物が粘稠化したり、気道損傷しやすくなったりとさまざまなトラブルが生じます。

　特に、気道分泌物が粘稠化することでチューブが閉塞する危険性があるため、気管切開カニューレを留置している患者の加温・加湿は重要です。適切な加温・加湿の指標を**表1**に示します。

人工呼吸器での加温・加湿

　加温・加湿の方法には、加温加湿器（heated humidifier：HH）と人工鼻（heat and moisture exchanger：HME）があります。

　また、加温加湿器には、Pass Over型とカスケード型があります。

●**Pass Over型**：チャンバーで水を温め蒸発させるこ

表1　臨床的な適正加湿評価の指標

1. 痰がやわらかいこと
2. 吸気回路終末部に配置した温度モニタで適温（35〜39℃）になっていること
3. 吸気回路末端付近で内面に結露があること
4. 気管切開カニューレに結露があること
5. 吸引カテーテルが気管切開カニューレにスムーズに入ること

人工鼻使用下では**1、4、5**を指標にする
磨田裕：加温加湿, 沼田克雄, 奥津芳人 編著, 新版 図説ICU−呼吸管理編, 真興交易医書出版部, 東京, 1996：310-313. より引用

とで、そこを通る医療ガスを加温・加湿させるタイプ

●**カスケード型**：チャンバー内で温められた水の中に医療ガスを通して気泡を発生させるタイプ

　現在、人工呼吸器の加温加湿器はPass Over型が多く使用され、カスケード型は主に酸素療法で使用されています。ここでは、Pass Over型の加温加湿器について説明します。

Pass Over型の加温加湿器（図1）

1. 回路：結露に注意

　熱線入りの回路と熱線なしの回路がありますが、気管切開カニューレを留置している患者には、回路内のガスの温度低下を防ぎ十分に加湿されたガスを投与するのが

望ましいため、熱線入り回路を選択するべきと考えます。

換気を妨げたり細菌繁殖の問題となったりするため、結露は適宜除去するようにしましょう。

2. チャンバー（図2）：水量を適宜チェック

自動的に滅菌精製水を給水できるチューブが付属している自動給水式と、手動で精製水を補給する手動式があります。

衛生面や事故防止（空焚き、給水後の誤接続・回路外れなど）の観点からは、自動給水式のチャンバーが望ましいと考えます。

チューブ内のエアロックにより水が落下しないこともあるので、チャンバー内の水量を適宜チェックします。

3. 温度設定：温度保持で回路内の結露を予防

チャンバーの温度を手動で設定するタイプのものと、自動設定のタイプのものがあります。フィッシャー＆パイケルヘルスケア株式会社のMR850の場合（図1）、チ

人工呼吸器における加湿

図1 Pass Over型の加温加湿器

例：MR850加温加湿器
（フィッシャー＆パイケルヘルスケア株式会社）

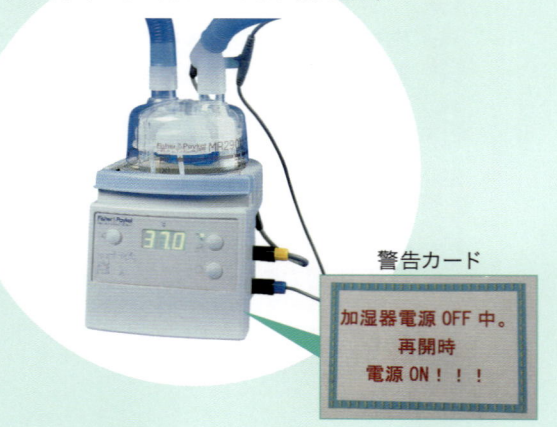

警告カード

図2 自動給水式チャンバー

例：MR290自動給水チャンバー
（フィッシャー＆パイケルヘルスケア株式会社）

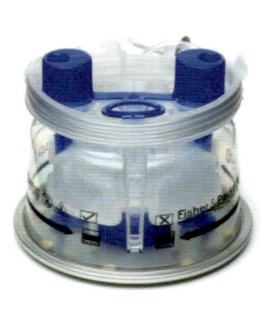

図3 人工鼻

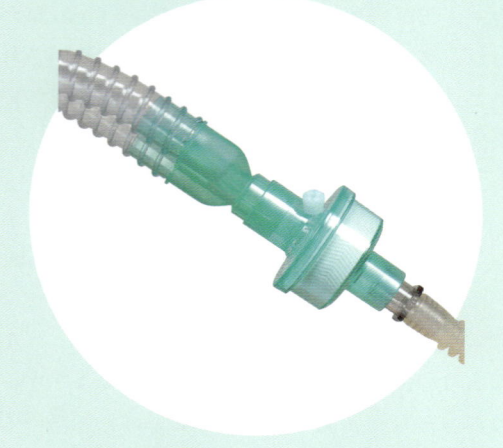

表2 人工鼻の利点と禁忌

利点
- 加温・加湿器を使用しなくてもよいため、操作が簡単
- 回路の結露がないため衛生的
- ウォータートラップが不要なため、回路はずれの事故が防げる

禁忌
- 気道分泌物が粘稠、痰切れが悪い、血性痰
- 呼気時の一回換気量が吸気時の70％以下（大きな気管支胸腔皮膚瘻がある場合、気管チューブにカフがない場合、カフのエアリークが多い場合）
- 低体温（32℃以下）
- 自発呼吸下の分時換気量が多い（10L/分以上）
- 回路にネブライザーが取りつけられているとき、ネブライザー処置中人工鼻は回路から取り外さなければならない

AARC Clinical Practice Guideline. Humidification during mechanical ventilation. American Association for Respiratory Care. *Respiratory Care* 1992；37（8）：887-890. を参考に作成

ャンバー温度37℃、口元温度40℃とチャンバー温度より口元温度を高くすることで、回路内の結露を予防し絶対温度を保持できる設定になっています。

4. 電源の入れ忘れに注意

人工呼吸器装着時や検査のため一時的に人工呼吸器を外した後の再装着時などの電源の入れ忘れに注意しましょう。

当施設では、チェックリストで電源をチェックするほかに、警告カード（図1右下）を活用しています。

Ⓑ 人工鼻（図3）：閉塞に注意

人工鼻とは、患者の呼気中に含まれる熱と水蒸気をフィルター蓄積させ、吸気時には加温・加湿されたガスが吸入できる装置です。人工鼻の利点と禁忌について**表2**に示します。

最も問題となるのは人工鼻の閉塞です。

痰が多く咳嗽が頻繁な患者の場合には、痰の付着により人工鼻のフィルターが目詰まりし、換気不足となる危険性があるため、人工鼻の汚染時はただちに交換し、汚染が頻繁な場合には、加温加湿器に変更し管理する必要があります。

また、見た目の汚れがない場合でも、人工呼吸器の換気設定が量規定換気の場合に気道内圧が上昇し、圧規定換気の場合に換気量が減少するときには、人工鼻が目詰まりしている危険性があるため、これらの値の変化に注意することも重要です。

▶ 自発呼吸での加温・加湿

高流量システム（**図4**）の酸素療法を行う場合は、トラキマスク（**図5**）を使用します。低流量システム（**図6**）の酸素療法を行う場合、あるいは酸素投与を必要としない場合は、自発呼吸用人工鼻（**図7**）を使用します。

人工鼻は人工呼吸器回路に装着するタイプのものと同様に、閉塞による窒息の危険性があるため、人工鼻の汚染には十分注意する必要があります。

自発呼吸における加湿：
高流量酸素

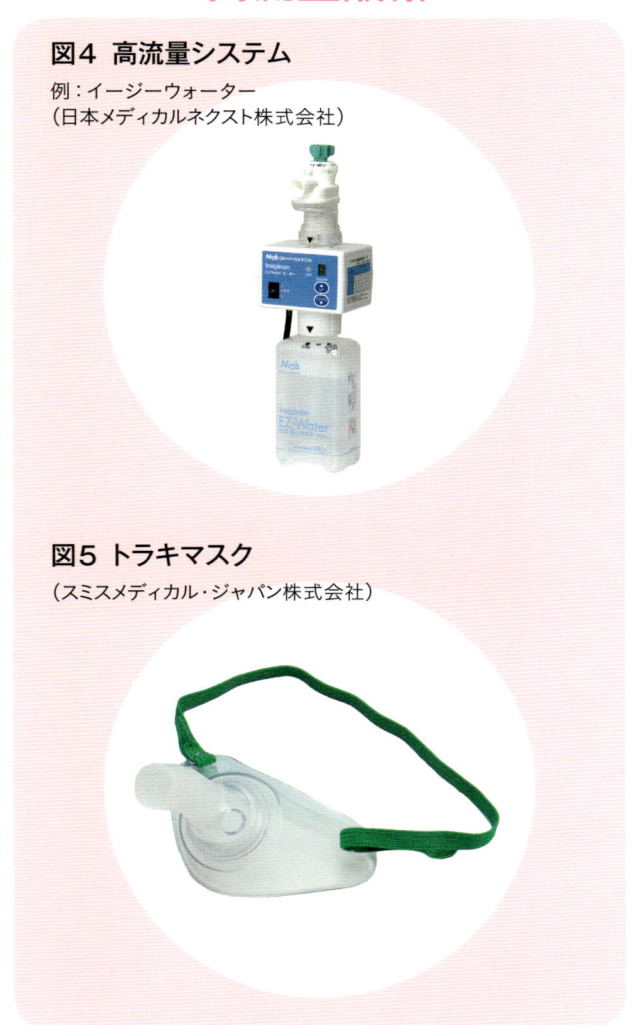

図4　高流量システム
例：イージーウォーター
（日本メディカルネクスト株式会社）

図5　トラキマスク
（スミスメディカル・ジャパン株式会社）

▶ 水様性の痰で、頻繁に咳込むときは、どうすればいいか

口腔分泌物の性状と気管吸引物の性状が同じようなら、口腔分泌物を誤嚥しているかもしれません。気管切開カニューレのカフ圧を適正に保ち、頭側挙上30°以上や頸部前屈位など誤嚥予防の体位をとるようにしましょう。

自発呼吸における加湿：
低流量酸素or酸素なし

図6 低流量システム（気管切開用）

例：サーモベントO₂
（スミスメディカル・ジャパン株式会社）

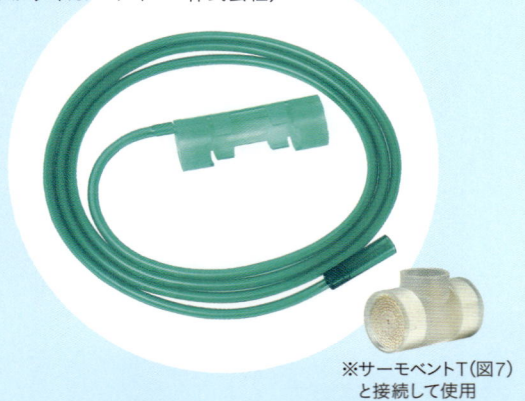

※サーモベントT（図7）
と接続して使用

一体型自発呼吸用人工鼻の例

（画像提供：Intersurgical Ltd.）

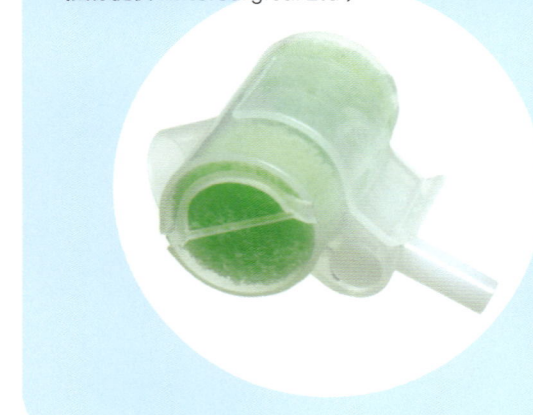

図7 自発呼吸用人工鼻

例：サーモベントT
（スミスメディカル・ジャパン株式会社）

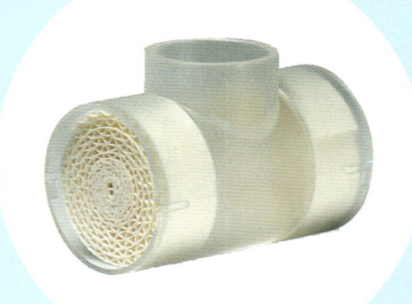

〈引用文献〉
1. 磨田裕：加温加湿. 沼田克雄, 奥津芳人 編著, 新版 図説ICU−呼吸管理編, 真興交易医書出版部, 東京, 1996：310-313.
2. AARC Clinical Practice Guideline. Humidification during mechanical ventilation. American Association for Respiratory Care. *Respiratory Care* 1992；37（8）：887-890.

頭部挙上・離床・リハビリテーションの安全な進め方

関根利江

▶「離床プロトコル」を参考に、意識状態・身体状態で検討

気管切開している患者の明確な離床開始基準や中止基準のガイドラインは、現在のところ示されていません。対応の一例として、離床プロトコルの例を示します（**図1**）[1]。これは、患者の意識状態と身体状態に合わせて、離床のステップアップを図るものです。

実施にあたっては、必ず意識・呼吸・循環の観察や確認を行います。

▶「呼吸困難の増強」と「血圧低下」に注意

気管切開患者の離床時に必要な観察のポイントを**表1**に示します。

意識がしっかりしていて自覚症状を伝えられるということは、離床を安全に進めるにあたりとても重要です。また、気管切開をされていると発声ができないことがあるので、筆談で会話ができるということも、自覚症状が細かく伝えられ、精神状態の安定も図りやすく重要です。

図1　気管切開患者の離床プロトコル

ICU入室	レベルⅠ	レベルⅡ	レベルⅢ	レベルⅣ	一般病棟へ
	意識なし	意識あり	意識あり	意識あり	
	❶他動関節可動域運動（3回/日）	❶他動関節可動域運動（3回/日）	❶他動関節可動域運動（3回/日）	❶他動関節可動域運動（3回/日）	
	❷2時間毎の体位変換	❷2時間毎の体位変換	❷2時間毎の体位変換	❷2時間毎の体位変換	
		❸自動／抵抗運動（PT）	❸自動／抵抗運動（PT）	❸自動／抵抗運動（PT）	
		❹床上座位：最低20分（3回/日）	❹床上座位：最低20分（3回/日）	❹床上座位：最低20分（3回/日）	
			❺端座位（PT+Ns）	❺端座位（PT+Ns）	
				❻車椅子への移動最低20分/日（PT+Ns）	

意識状態（赤字）と身体状態（青字）に合わせ、離床のステップアップを図る

重力に逆らって上肢を動かすことができる

重力に逆らって下肢を動かすことができる

Morris PE, Goad A, Thompson C, et al. Early intensive care unit mobility therapy in the treatment of acute respiratory failure. *Crit Care Med* 2008；36（8）：2238-2243. より引用

PT：理学療法士、Ns：看護師

表1　気管切開患者の離床時に必要な観察のポイント

意識
- 開眼しているか（閉眼、呼びかけに開眼、自発的に開眼）
- 表情はどうか（笑顔がみられる、苦悶様、無表情など）
- 会話ができるか（筆談ができるか）
- 会話のつじつまが合っているか（正常、ときおり混乱した会話がある、ほとんど意味不明）
- 自身の体調不良を訴えられるか（がまん強い、遠慮がちなど）
- 精神状態はどうか（安定、不安、せん妄など）
- 声かけの協力が得られるか

呼吸
- SpO_2
- 呼吸数
- 呼吸パターン（胸式・腹式、呼吸補助筋使用の有無）
- 触診や聴診での胸郭の可動性や痰の貯留状況の確認
- 咳の状態（湿性・乾性、回数、強さ）
- 痰の状態（粘性、量、色）

循環
- 血圧
- 心拍数
- 不整脈出現の有無
- 四肢の浮腫や皮膚の状態の観察

その他

実施前に確認しておきたいこと
- 気管切開カニューレの固定状態
- カフ圧
- 体温
- 尿量
- 血糖値
- 胸部X線
- 血液・生化学データ
- 投薬状況、栄養管理状況

離床前に表1の項目を総合的に観察し、十分安定した状態なのか否かを確認したうえで、どのレベルから開始するかを決め、離床に取り組みます。さらに、実施中も変化があるかを注意深く確認し、次の手順にステップアップできるかを検討します。

離床時にみられやすい変化には、呼吸困難感の増強やSpO_2の低下、血圧の低下があります。これらが重度の場合は、意識消失、あるいはせん妄症状の悪化（不穏、多動）が生じ、転倒・転落の危険性があるため、注意が必要です。

▶ 事例：意識があり、上肢が挙上できない患者の場合

一例を挙げ（**図2**）、離床の進め方を解説します。

事例では、患者の意識があり、上肢が自力で挙上できないため、「レベルⅡ」から開始となります。

図2　事例：気管切開患者への離床援助

- 意識はある
- 上肢が自力で挙上できない気管切開患者

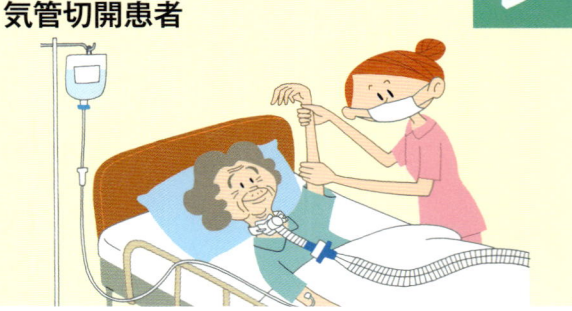

レベルⅡ

Ⓐ 体位変換と頭部挙上のポイント

自身の体調の訴えはあいまいで、こちらから話しかけてもなんでもうなずいてしまいますが、呼吸や循環状態は安定していて、2時間毎の体位変換（❷）は問題なく行えています。

観察を行いながら20分間の頭部挙上（❹）を1日に3回行います。頭部挙上していく途中で、声かけへの反応が鈍くなる、もしくは呼吸数が増加、表情も険しく、SpO_2の低下が著しいなどの場合は、すみやかに中断します。呼吸数が増加しても、呼吸補助筋の使用が特にみられず、呼吸パターンが安定しており、呼吸困難感の表出がそれほど強くなければ、離床の進行スピードをいったん止めたり、緩めたりしながらも声かけや血圧、心拍数、SpO_2、呼吸数などを確認し注意深く行います。

Ⓑ 可動域訓練のポイント

他動関節可動域運動（❶）は、関節拘縮予防が中心となります。

痛みがないか、もしくは軽い痛みがある程度で実施するのがよいですが、意識がない患者や身体状態を訴えられない患者では、動かし過ぎにより関節や軟部組織を痛めてしまい拘縮を引き起こす場合があります。

上肢については肩から手指まで、下肢については股関節から足趾まで、全関節についてゆっくりと動かします。

回数について決まりはありませんが、毎日1回以上、

① 他動関節可動域運動（3回/日） → 関節拘縮予防が中心	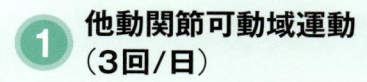 上肢 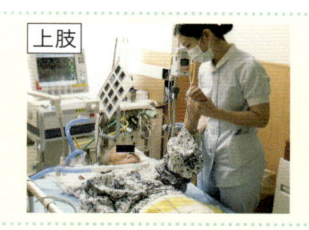	下肢 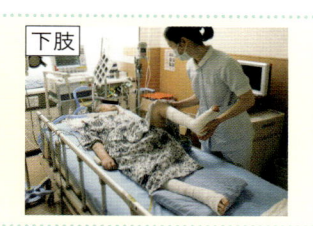
② 2時間毎の体位変換		
③ 自動／抵抗運動（PT） → 意識的に加えられる力に応じた運動	上肢 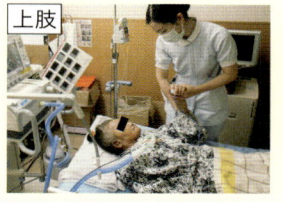	下肢 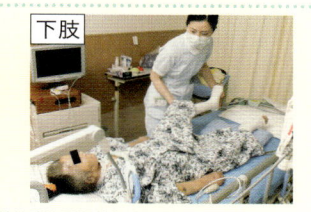
④ 床上座位：最低20分（3回/日） → 観察しながら頭部挙上	床上座位 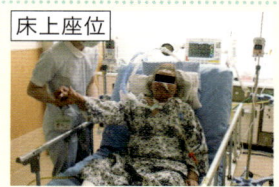	

※患者・家族の許可を得て掲載

意識的にかかわることが大切です。

理学療法士による自動／抵抗運動（③）は、他動関節可動域運動を実施した関節について、意識的にどの程度力が入れられるのかを確認し、その力に合わせて運動を実施します。

重力に抗して十分に関節を動かすことができない患者には、運動の補助をします。重力に抗して十分に関節を動かすことができる患者には、自動運動もしくは抵抗運動を実施します。

Ⓒ その他のポイント

患者の要因だけでなく、気管切開カニューレ挿入部分の注意点としては、気管切開カニューレの誤抜去や圧迫、垂れ込みによる誤嚥、人工呼吸器を装着されている患者は人工呼吸器外れなどがあります。

動く前の気管切開カニューレの固定状態やカフ圧の確認は、欠かせない事項です。また、カフ上分泌物が多い患者では、離床前に吸引しておくことを勧めます。

なお、経過の長期化により廃用性の筋力低下や関節拘縮をきたしているときは、身体補助が必要となりますが、身体補助が多い場合は、気管切開カニューレの圧迫や呼吸器外れがないように複数人で実施、あるいは移乗時には、アームレストが外せる車椅子に変更してトランスファーボードを使用するなど、道具の工夫も大切です。

ステップアップ時のポイント

これらが無理なくできるようになったら、次にステップアップします。

ステップアップに際し、離床を安全に進めるための観察ポイントは、表1に示したように多角的です。そのため、複数人で判断することをお勧めします。長期間寝たきりでいると、どうしても"早く起こしたい""車椅子に乗せたい"という思いがあるように感じますが、患者が自分で動けるためのお手伝いをしていることを忘れずに、身体状態に合わせて日々の離床を行い、ADL、QOLの改善を皆で図っていくことが重要です。

〈引用文献〉
1. Morris PE, Goad A, Thompson C, et al. Early intensive care unit mobility therapy in the treatment of acute respiratory failure.*Crit Care Med* 2008；36(8)：2238-2243.

気管切開カニューレの閉塞・抜去への対応法

神山淳子

気管切開カニューレの閉塞・抜去を発見したら、基本的に以下の流れで対応します。
①自発呼吸があるか、意識があるか確認する
②同時に、応援を呼ぶ
③医師が到着するまでの間は、気道を確保し、酸素投与（換気）を行う

④気管切開カニューレや経口挿管用のチューブの入れ替えの準備をする

状況別の具体的な対応を示します。

図1 気管切開カニューレ"閉塞"時の対応

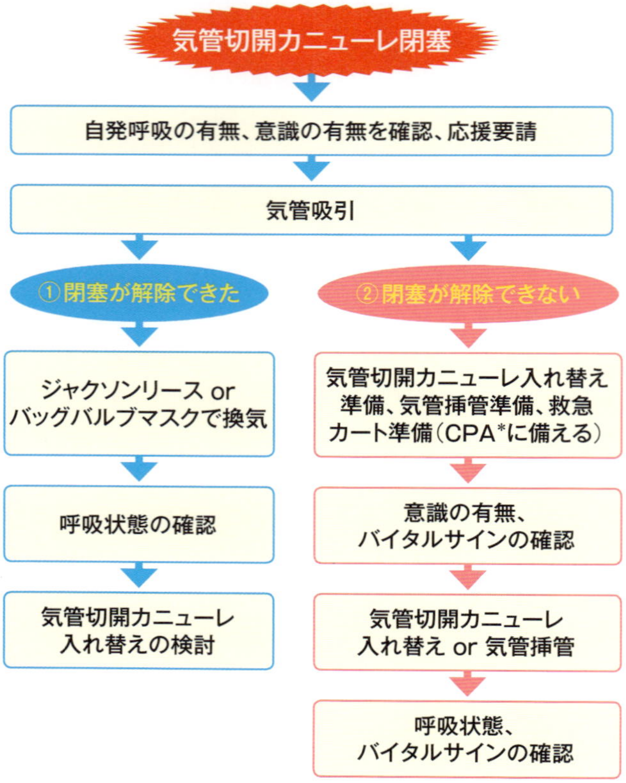

気管切開カニューレ閉塞
↓
自発呼吸の有無、意識の有無を確認、応援要請
↓
気管吸引
↓
①閉塞が解除できた ／ ②閉塞が解除できない

①閉塞が解除できた
→ ジャクソンリース or バッグバルブマスクで換気
→ 呼吸状態の確認
→ 気管切開カニューレ入れ替えの検討

②閉塞が解除できない
→ 気管切開カニューレ入れ替え準備、気管挿管準備、救急カート準備（CPA*に備える）
→ 意識の有無、バイタルサインの確認
→ 気管切開カニューレ入れ替え or 気管挿管
→ 呼吸状態、バイタルサインの確認

＊CPA：cardio pulmonary arrest（心肺停止）

閉塞　閉塞の解除（気管吸引）を試みて、結果により対応（図1）

気管切開カニューレが痰によって閉塞し換気ができなくなった場合は、まず自発呼吸があるか、意識があるかを確認すると同時に、応援を呼びます。

医師が到着するまでの間、閉塞の原因である痰が多少なりとも吸引できれば換気が可能になるため、気管吸引をしてみます。吸引カテーテルが入らないようであれば、気管切開カニューレは完全に閉塞している危険性が高いです。

その場合は、気管切開カニューレを抜去し新しい気管切開カニューレに入れ替えるしかありません。医師の到着時にただちに処置ができるよう、新しい気管切開カニューレの入れ替えや救急カートの準備をしておきましょう。

気管切開カニューレの交換については、「特定行為に係る看護師の研修制度」が2015年10月に創設され、特定行為として位置づけられました。気管切開患者が多い施設であれば、特定行為研修を受けた、気管切開カニューレの交換ができる看護師を育成する必要もあると考えます。

気管切開カニューレの閉塞が解除できた場合も、再度閉塞する危険があるため、気管切開カニューレの入れ替えを検討するとよいでしょう。

抜去① 計画外抜去時は、喉頭気管分離の有無により対応が異なる（図2）

　気管切開カニューレの計画外抜去の際も、閉塞時と同様に「自発呼吸はあるか」「意識はあるか」を確認すると同時に、応援を呼びます。

　医師が到着するまでの間、気道を確保しジャクソンリースやバッグバルブマスクで換気を行いますが、患者の気管切開がどのような方法で行われているかによって、換気方法が異なるため注意が必要です。

　喉頭気管分離をしていない、いわゆる一時的気管切開（図2-①）の場合は、気管切開孔を清潔なガーゼで押さえながら経口的にマスク換気を行います。

　気管切開後2週間は、気管壁と皮膚の間の組織が疎であり気管切開孔が瘻孔化されていないため[1]、気管切開カニューレが抜けるとカニューレの再挿入が困難になる場合があります。そのため、気管切開カニューレだけでなく、経口挿管用の気管チューブも準備しておきましょう。

　再挿入のために準備する気管切開カニューレ・気管チューブは、現在挿入しているサイズのほかに、ワンサイズ細いものも準備しておくとよいでしょう。

　一方、喉頭気管分離（永久気管孔造設）をしている患者（図2-②）の場合は、気管切開孔でしか呼吸ができないため、気管切開孔にジャクソンリースやバッグバルブマスクを当てて酸素を投与し、医師の到着を待ちます。

抜去② 抜けかけの場合は、押し込んではいけない

　完全に抜けてはいないものの、気管切開孔からカフが見えるほど抜けかかっている場合は、つい押し込んでしまいたくなりますが、けっして押し込まず、医師に連絡します。

　前述したように、特に気管切開後1週間程度は気管切開孔が瘻孔化していません。そのため、抜けかかっているからと安易に気管切開カニューレを押し込んでしまう

図2　気管切開カニューレ"計画外抜去"時の対応

気管切開カニューレ計画外抜去

↓

自発呼吸の有無、意識の有無を確認、応援要請

① 喉頭気管分離なし | ② 喉頭気管分離あり（永久気管孔）

① 喉頭気管分離なし
気管切開孔を清潔なガーゼで押さえ、経口・経鼻でマスク換気

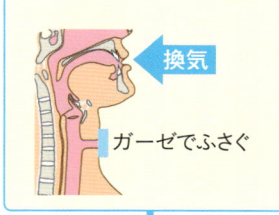
換気　ガーゼでふさぐ

↓

気管切開カニューレ入れ替え準備、気管挿管準備、救急カート準備（CPAに備える）

↓

気管切開カニューレ挿入 or 気管挿管

② 喉頭気管分離あり（永久気管孔）
気管切開孔にジャクソンリース or バッグバルブマスクを当ててO$_2$投与

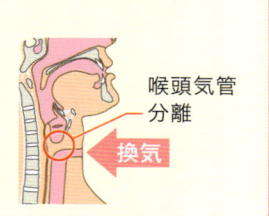
喉頭気管分離　換気

↓

気管切開カニューレ入れ替え準備、救急カート準備（CPAに備える）

↓

気管切開カニューレ挿入

↓

呼吸状態・バイタルサインの確認

と、気管に入らず皮下組織に迷入してしまうことがあります（p.92、図1参照）。

　カニューレが気管に入らなければ、呼吸ができず命にかかわる事態を招く危険性があります。十分に注意して対応する必要があります。

〈引用文献〉
1. 厚生労働省：特定行為に係る看護師の研修制度.
https://www.mhlw.go.jp/stf/seisakunitsuite/bunya/0000050325.html
（2019.3.20アクセス）
〈参考文献〉
1. 讃井將満：コラム9・気管チューブの交換. 讃井將満, 大庭祐二 編, 人工呼吸管理に強くなる. 羊土社, 東京, 2011：199.

気管切開患者の
日常生活援助での注意点

鎌田あゆみ

日常生活援助で特に注意したいのは、"気管切開カニューレの抜去"です。また、気管切開孔の保護やカフ圧にも気をつけます。

この項ではなかでも「更衣時・体位変換時のケア」「入浴時のケア」「口腔ケア」の各場面での対応を紹介します。

清潔ケア 気管切開カニューレが抜けないように1人が押さえる

気管切開カニューレは短いので、横向きや更衣時に引っ張られて抜けないような注意が必要です。

首の後ろを拭くときは、1人は気管切開カニューレが抜けないように手で押さえ、もう1人が固定を外して拭きましょう。

拭き終わったら、人差し指が1本入る程度の余裕をもたせて再び固定しなおします。

パジャマは前開きで襟ぐりに余裕があるほうが、更衣時に気管切開カニューレに引っかからなくていいでしょう（**図1**）。

体位変換 体位に伴う気管切開カニューレの圧迫に注意

気管切開カニューレに人工呼吸器や酸素チューブが装着されている場合は、身体を動かしたときにカニューレが引っ張られて抜けるという事故が起こりやすいです。

図1 更衣時の注意

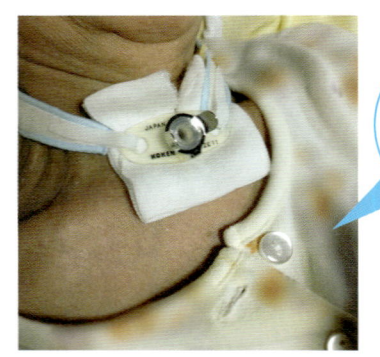

> パジャマは
> 前開きで襟ぐりの
> 大きいものを用いる
> （気管切開カニューレが
> ひっかかるのを
> 防ぐため）

体位変換は2人で行い、1人は気管切開カニューレを押さえて抜けないように保護しましょう。

また、前傾側臥位や腹臥位を行うときは、胸部にもクッションを入れて、気管切開カニューレが圧迫されないように隙間をつくります。

入浴 タオルで周囲に堤防を。吸引の準備も

入浴時は気管切開部に湯がかぶらないように注意をします。気管切開孔の保護のためタオルをねじり、周囲を取り囲むようにします（**図2**）。

できるだけ2人で入浴介助を行い、1人は気管切開孔周囲の湯のかぶり方を見守り、身体の沈み具合に注意しましょう。

なお、気管切開孔保護のために肩まで湯に浸かることができないので、肩の冷えに注意します。湯で絞ったタオルを肩にかけたり、湯をやさしくかけてあげたりする

図2 入浴時の注意事項

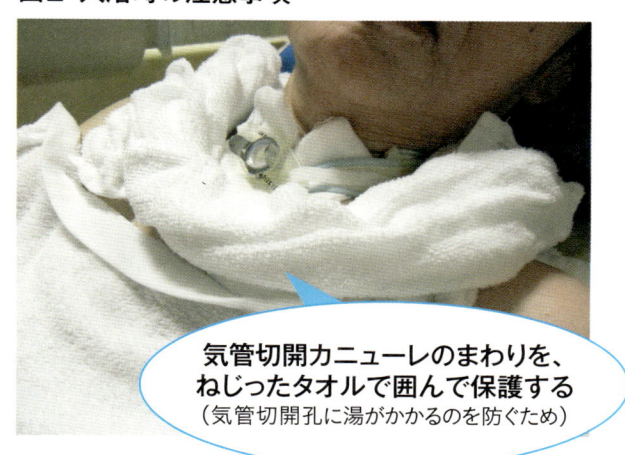

気管切開カニューレのまわりを、ねじったタオルで囲んで保護する
（気管切開孔に湯がかかるのを防ぐため）

のもいいでしょう。

　湯から上がったら固定具を新しいものに交換します。

　浴室の蒸気で痰が柔らかくなり流動性が高まるため、吸引の準備をしておきましょう。

口腔ケア

カフありの場合はカフ圧にも注意

　口腔ケア時の体位は、血行動態が安定していれば、頭側挙上し顔を看護師のほうに向け、枕を高めにして頸部を前屈位にします。

　頭側挙上できない場合は、側臥位にして顔を前屈させることで、誤嚥予防の体位をとりながら口腔ケアを行います。

　また、気管切開カニューレにカフがある場合は、カフ圧を調整しながら行います（図3）。

　意思の疎通ができる場合は、患者自身で歯磨きを行うことも可能です。また、義歯の装着も行うことができます。

〈参考文献〉
1. 道又元裕 監修：重症集中ケアシリーズ2 重症患者の呼吸器ケア エキスパートの目線と経験知. 日総研出版, 名古屋, 2011：246-254, 254-261.

図3 口腔ケアの手順

頸部前屈

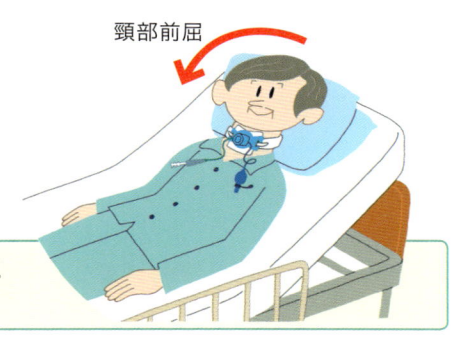

誤嚥に注意し、体位を頭側挙上にして頸部前屈で行う

カフがある気管切開カニューレの場合
カフ圧を適正圧に調整する（上限値30cmH$_2$O）

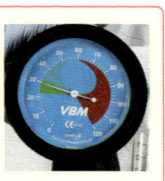

口腔内を観察したのちに、ブラッシング、拭き取りまたは洗浄を行う

口腔内が乾燥していたり、舌苔が付着したりしているときは、あらかじめ保湿剤を塗布しておくと汚れが除去しやすくなる

カフがある気管切開カニューレの場合
口腔ケア後にカフ上部吸引を行い、カフ圧を適正圧に調整する

気管切開患者の経腸栄養時の注意点

戸田浩司

経腸栄養患者において、重大な合併症に誤嚥の問題があります。原因としては経鼻栄養チューブの誤挿入や誤注入のほか、経鼻栄養チューブによる嚥下運動の阻害、胃食道逆流などが挙げられ、重篤な肺炎に陥る危険性があります。

さらに気管切開下にある患者の場合、気管切開カニューレという異物が気管に常に留置されていることにより、咳嗽反射の閾値が上昇し、異物反応としての咳嗽が沈静化されることで、誤嚥が生じてもむせにくいといった状況となります[1]。つまり、気管切開下で経腸栄養が行われる場合は、誤嚥性肺炎のリスクが非常に高い状態であるといえます。

機械的な要因による誤嚥を回避し、安全に経腸栄養を投与するためのポイントについて、以下に述べます。

注意ポイント① チューブトラブルの回避

A 経鼻栄養チューブのサイズ選択と挿入

留置される経鼻栄養チューブが太ければ、下部食道括約筋（lower esophageal sphincter：LES）圧と拮抗し、逆流を起こしやすくなります[2]。また太いチューブが喉頭蓋を押さえつける位置にあると、嚥下運動を阻害します。

そのため経鼻栄養チューブの外径はできる限り細いものが望ましく、サイズとしては8〜10Frのものが推奨されます。

さらにその経鼻栄養チューブは、嚥下運動に悪影響を与えないように留置する配慮が必要です。経鼻栄養チューブを挿入する際、挿入側鼻腔と反対側に頸部を回旋することで（図1）、チューブは喉頭蓋の横を通り、咽頭側壁に沿って梨状陥凹に進み、食道入口部に入りやすくなります[3]。

B 経鼻栄養チューブの先端位置の確認

気管切開が咳嗽閾値を上昇させる（むせにくくさせる）ことは先に述べた通りです。そのため、経鼻栄養チ

図1 経鼻栄養チューブ留置のポイント（例：左鼻腔への挿入）

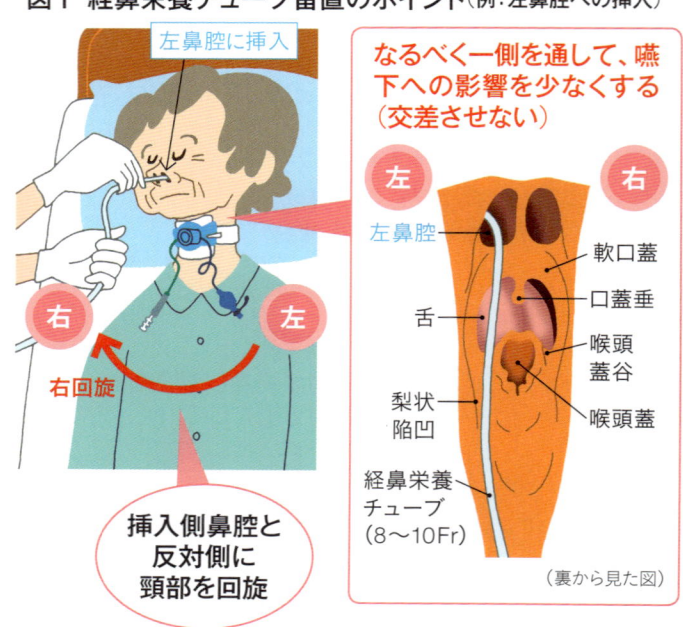

左鼻腔に挿入

右回旋

挿入側鼻腔と反対側に頸部を回旋

なるべく一側を通して、嚥下への影響を少なくする（交差させない）

左　右
左鼻腔
軟口蓋
口蓋垂
舌
喉頭蓋谷
梨状陥凹
喉頭蓋
経鼻栄養チューブ（8〜10Fr）

（裏から見た図）

表1 経鼻栄養チューブ挿入の安全確保

- 口腔内を確認する（経鼻栄養チューブが蛇行していないかを視認）
- 胃内容物の吸引（pH測定：5.5以下）
- 経鼻栄養チューブのマーキング位置の確認
- 注入後は異常の早期発見に努めた観察を行う（呼吸状態の観察と事故抜去予防対策を行う。注入中・後の体位調整）
- 経鼻栄養チューブや経管栄養の意義やリスク、対処について説明し同意を得る
- 経鼻栄養チューブの挿入・管理・リスク評価習熟のためのスタッフ教育

※胃泡音の確認を確定判断基準にしない、最も確実な確認方法はX線である
日本医療機能評価機構 認定病院患者安全部：提言 経鼻栄養チューブ挿入の安全確保. 患者安全推進ジャーナル 2006：13；39-41. を参考に作成

ューブ挿入の際には誤挿入に注意する必要があります。

また留置してある経鼻栄養チューブが何らかの理由で抜けたり、移動することがあるので、栄養剤・内服薬注入直前には"毎回"、経鼻栄養チューブの位置を確認する必要があります[3]。日本医療機能評価機構認定病院患者安全推進協議会が示す留置位置確認の方法についての提言内容を**表1**に示します。

注意ポイント② 胃食道逆流を予防する

胃食道逆流（gastroesophageal reflux：GER）とは栄養剤や胃内容物が胃から食道へ逆流することで、逆流性食道炎や誤嚥性肺炎を引き起こします。これは経鼻栄養でも胃瘻栄養でも起こり得ます。GERによる肺炎は重篤な肺炎に陥る恐れがある[6]ため、気管切開患者の場合、GERへの予防と早期対策（**表2**）を講じ、肺炎予防に努める必要があります。

経腸栄養剤の胃内投与では、GERによる誤嚥のリスクがある場合や、過去にGERによる誤嚥を起こしている患者に対して、投与速度を100mL/時まで落とす必要があるとされています[2]。経腸栄養ポンプを用いてさらに緩徐な投与を要する場合もあります。ほかにも、口腔内の細菌の増殖を防ぐための口腔ケアや、臥床状態を続けない（離床を進める）という予防策も重要です。

表2 胃食道逆流への予防策と早期対応

1. 注入前の胃内残留の確認とエア抜き
2. 投与中の体位は頭部高位30〜40°を保持し、食後もすぐに臥床しない（1時間程度をめやすに）
3. 就寝時も頭部高位15°程度は保持する
4. 経腸栄養の投与量は段階的に増加する
5. 胃内圧を上昇させる因子の除去（不良姿勢、便秘 など）
6. 経腸栄養ポンプを使用し投与速度を抑制する
7. 半固形化経腸栄養剤を使用する
8. 薬物療法（粘膜保護剤・消化管運動機能改善薬）

粟井一哉：経腸栄養患者の誤嚥はどうしたら防げるの. 佐々木雅也 責任編集, 臨床栄養別冊 JCNセレクト1 ワンステップアップ経腸栄養. 医歯薬出版, 東京,2010：128-130. を参考に作成

注意ポイント③ 栄養注入中の痰や分泌物への対応

経腸栄養注入途中において、痰や唾液を喀出したり、気管吸引をしなければならないことがあります。

その際は注入を止め、気管吸引を行います。刺激を少なく、嘔吐反射を起こさないよう慎重に行います。

また、あらかじめ側臥位となり、嘔吐した場合でも安全な対応ができるようにします[3]。

〈引用文献〉
1. 堀口利之：気管切開術による嚥下への影響について. 吉田哲二 責任編集, 嚥下障害Q&A. 医薬ジャーナル社,大阪,2001：66-67,116-117,182-183,216-217.
2. 粟井一哉：経腸栄養患者の誤嚥はどうしたら防げるの. 佐々木雅也 責任編集, 臨床栄養別冊 JCNセレクト1 ワンステップアップ経腸栄養. 医歯薬出版, 東京,2010：128-130.
3. 藤森まり子：経腸栄養のリスクマネジメント. 藤島一郎, 柴本勇 監修, 動画でわかる摂食・嚥下障害患者のリスクマネジメント. 中山書店, 東京,2009：82-90.
4. 坂井建雄, 河田光博 監訳：プロメテウス解剖学アトラス 頭部／神経解剖. 医学書院, 東京,2009：110.
5. 日本医療機能評価機構 認定病院患者安全部：提言 経鼻栄養チューブ挿入の安全確保.患者安全推進ジャーナル 2006：13；39-41.
https://www.psp-jq.jcqhc.or.jp/post/proposal/717(2019.3.20アクセス)
6. 櫻井洋一：機械的合併症に対するリスクマネジメント 経鼻経管栄養. 佐々木雅也 責任編集,臨床栄養別冊 JCNセレクト1 ワンステップアップ経腸栄養. 医歯薬出版, 東京,2010：93-101.

気管切開患者の摂食・嚥下訓練の進め方

戸田浩司

気管切開の嚥下への影響

　気管切開は呼吸障害に必要な処置の1つです。しかし嚥下においては、気管切開は抑制的なものになり、嚥下機能の低下をきたします。気管切開および気管切開カニューレによる嚥下への影響について、**表1**[1,2]に示します。

　なお、カフつきの気管切開カニューレであれば誤嚥物の流入を防ぐと思われがちですが、本来、気管切開カニューレのカフは、カニューレと気管の間から気流が漏れないようにするためのものです。気管へのすべての誤嚥を防止できているわけではありません。

摂食・嚥下訓練の進め方

A 気管切開カニューレの変更を検討する

　気管切開患者に対しては、嚥下機能の観点から、カフの一時的な脱気（カフの空気を抜く）や一方弁の使用が推奨されています[3]。

　例えばカフつき単管カニューレを使用している場合、表1のような嚥下機能への影響から、誤嚥を生じやすいといえます。そこで、可能であれば気管切開カニューレを複管にして内筒を外し、スピーチバルブ（一方弁）（**図1-①**）にすることで、声門下圧も上昇し、誤嚥しかかったものを呼気とともに咽頭腔へ排出することが可能となります[4]。

表1　気管切開による嚥下への影響

❶ 喉頭挙上運動の抑制
● 気管切開孔周囲の瘢痕形成や気管切開カニューレ自体が嚥下時の喉頭挙上運動を妨げる結果、喉頭挙上が不十分となり、誤嚥を生じやすくなる

❷ 声門下圧を陽圧にできない（息こらえができない）
● 嚥下時に息をこらえることができないため、嚥下のタイミングがとりづらくなり、嚥下前に食物が気管に入りやすい
● 声門下圧の圧勾配がなくなるため、声門閉鎖の強固化が起こりにくくなり、誤嚥しやすい
● 嚥下後の呼気による喉頭清浄が得られにくいため、誤嚥物や喉頭の入口に残留している食塊を咽頭に押し返せない

❸ 咳嗽反射の閾値の上昇
● 気管切開カニューレの留置が気道の感覚低下をきたし、誤嚥に対して鋭敏な咳反射が起きにくくなる

❹ カフによる食道の圧迫
● 過剰なカフ圧によって食道を圧迫し食物通過を妨げる可能性がある
● カフへの過剰な空気の注入による、気管粘膜の壊死や、気管ー食道瘻をきたす恐れがある

・金沢英哲：気管切開. 藤島一郎, 谷口洋, 藤森まり子, 他 編：納得！　実践シリーズQ＆Aと症例でわかる！　摂食・嚥下障害ケア, 羊土社, 東京, 2013：311-316.
・堀口利之：気管切開術による嚥下への影響について. 嚥下障害Q&A, 吉田哲二 責任編集, 医薬ジャーナル社, 大阪, 2001：216-217.
以上2文献を参考に作成

　さらにカフなしカニューレ（**図1-②**）であれば、喉頭の動きを制限することも少なく、カフの刺激もありません。

図1 摂食・嚥下訓練を行う患者に適した気管切開カニューレ

① スピーチバルブ

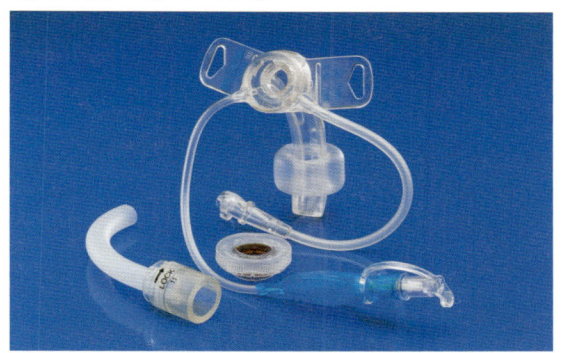

・一方弁にすることで、声門下圧を上昇させられる
・例としてコーケンネオブレス スピーチタイプ（©2019 KOKEN CO., LTD.）

② カフなしカニューレ

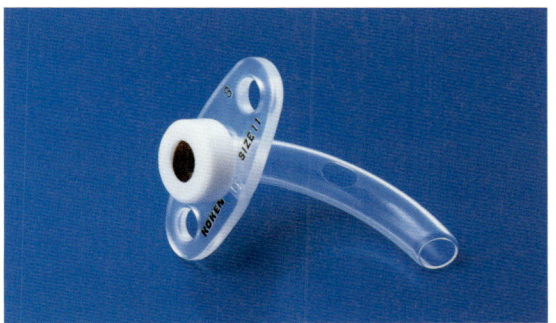

・カフがないため、喉頭の動きを制限しない
・例としてスピーチカニューレ（©2019 KOKEN CO., LTD.）

表2 東名厚木病院における気管切開患者の呼吸訓練

❶ 姿勢の調整（リクライニング30〜45度程度で頸部前屈位）
❷ カフエアの確認
❸ 口腔ケア
❹ 吸引実施（口腔・咽頭・気管）
❺ カフ脱気（ゆっくり脱気していく）
❻ 呼吸アシスト（胸郭を徒手的にアシストし胸郭運動を強化する）
❼ カニューレ孔の開閉による呼吸訓練（吸気時：開封、呼気時：閉鎖） ● もう一方の手で胸郭に手全体を当て、呼吸をアシストする ● 最初は2回に1回くらいの割合で呼気時に閉鎖する
❽ 徒手的にカニューレ孔を閉鎖し、上気道での深呼吸を促す ● 呼吸に問題がなければ3〜5分程度閉鎖し、会話する
❾ 咳嗽訓練

小山珠美 監修：ビジュアルでわかる早期経口摂取実践ガイド. 日総研出版, 名古屋, 2012：201. より改変して転載

呼吸アシストの様子（筆者撮影）

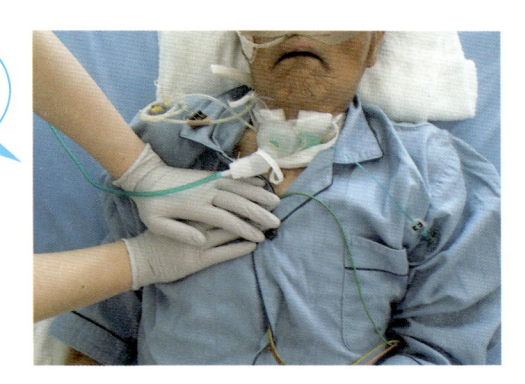

B 間接訓練を行う（排痰・呼吸訓練、カフの脱気、息こらえ嚥下）

　気管切開のある患者にも摂食・嚥下訓練を行うことができますが、安全にステップアップすることが大切です。

　意識レベルが悪いときや誤嚥が高度なときは、排痰・呼吸訓練を先行して行います（**表2**）。

　カフつき気管切開カニューレの場合、訓練はカフを脱気して行い、有効な咳や痰の自己喀出が得られるように支援します。ただしカフの脱気を一気に行うと、刺激により強い咳を誘発することがあるため、ゆっくりと脱気しましょう（空気は全部抜きます）。また、訓練前・中・後には、分泌物をしっかりと吸引します。特に脱気直後は、カフ上に溜まった分泌物が気道に流れ込むため、吸引が必要です。

複管式スピーチタイプの気管切開カニューレに変更できたらスピーチバルブを装着し、呼吸と嚥下のパターンを学習します。誤嚥を防ぐことを目的に、食べ物を使わない息こらえ嚥下（pseudo-supraglottic swallow）を練習します（**図2**）。ただし呼吸に混乱を招いてしまう場合は、行わないか、ただ息を止めることから始めてもよいでしょう。スピーチバルブの装着時間は、呼吸状態を確認しながら、1〜2時間、半日と徐々に伸ばしていきます。

　呼吸訓練中は、「発熱」「SpO$_2$低下」「痰の増加」「気管切開カニューレホルダーの緩み」に注意して行います[5]。

C 直接訓練（経口摂取訓練）を行う

　気管切開患者への経口摂取訓練の流れと、訓練レベル

図2 食べ物を使わない息こらえ嚥下（呼吸と嚥下のパターン訓練）

ただし、呼吸に混乱をきたす場合には無理に実施しない

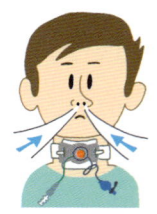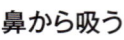
鼻から吸う

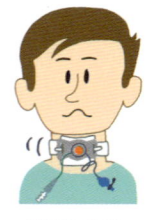
息を止め
ゴクンと
嚥下してもらう

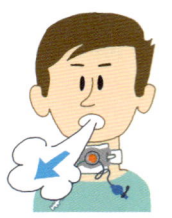
口から吐く

に合わせた気管切開カニューレの調整について図3に示しました。

なお、経口摂取訓練は随意的な嚥下運動から開始し、嚥下造影検査（VF）などの精密検査を踏まえて、食事形態などを段階的にステップアップしていきます。その際、気管切開による嚥下への影響が最小限になるよう、気管切開カニューレの設定も合わせて考えることが大切です。

また、表3に、誤嚥を最小限にするための食事摂取（介助）上のポイントを示しました。

気管切開は嚥下機能への弊害はありますが、いつでも気管吸引が可能な状況下で経口摂取訓練を行えるというメリットがあります。そのため、気管切開カニューレの抜去については、呼吸状態だけでなく嚥下機能と経口摂取訓練状況も踏まえて慎重に判断するとよいでしょう。

図3 経口摂取訓練の流れと気管切開カニューレの調整

ただし、呼吸に混乱をきたす場合には無理に実施しない

**複管式カニューレ
（側孔つき）
スピーチタイプへの変更**

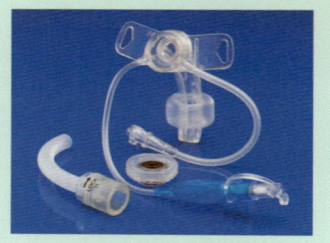
例としてコーケンネオブレス
スピーチタイプ
（©2019 KOKEN CO., LTD.）

① 口腔ケア
② とろみ付冷水（1％程度）1〜2mLを数口摂取
③ 息こらえ（嚥下）（pseudo-supraglottic swallow）
カフの脱気は患者の状態・医師の判断による

1 カニューレ変更後、以下の条件をクリアしていることを確認し、上記訓練を進める
1：覚醒している、2：全身状態が安定している、3：気道のクリアランスが良好

2〜3日実施。スピーチバルブは装着時間を数時間から徐々に延長

2 着色水テスト（食用色素など）、フードテスト（ゼリー）、
嚥下造影検査、嚥下内視鏡検査

カフなしスピーチカニューレへ変更

3 ゼリー・嚥下食を開始。段階的に摂取量・食形態をUPしていく

カニューレ孔をテープで閉鎖（数時間から徐々に延長）

● カニューレ抜去：①呼吸や全身状態が良好である、②上気道に閉塞がない、③痰の喀出が可能である、④嚥下機能が保たれている（嚥下訓練状況）　などを考慮して、主治医と判断する

・藤島一郎 編著：気管切開患者の嚥下訓練と気切カニューレの選択. よくわかる嚥下障害 改訂第2版. 永井書店, 大阪, 2005：216-217.
・小山珠美 監修：ビジュアルでわかる早期経口摂取実践ガイド. 日総研出版, 名古屋, 2012：199-204.
以上2文献を参考に作成

表3 気管切開患者の食事介助のポイント（赤字は気管切開患者での注意点）

ギャッチアップする	● 30〜45度からスタートする ● 頭側挙上位では気道が食道の上になるため、気道に唾液や食塊が落ちにくくなると考えられる。また、梨状陥凹に食塊を保持しやすくなり、複数回嚥下の時間をつくることができる ● 複数回嚥下で咽頭残留が除去できれば、誤嚥のリスクを減らすことができる
頭部屈曲位・頸部屈曲位（Chin down）をとる	● タオルや枕を使用して頭部・頸部を安定させる ● 喉頭の入口を狭めることで、誤嚥のリスクを減らす ● 気管切開カニューレがあるため、屈曲しすぎないように注意
一口量	● 2〜3g程度から始める ● "一口一嚥下"のペースを守る ● 一口食べた後に口腔内を観察し、残留していないかどうかを確認する ● むせや湿性嗄声、口内残留を認めた場合は、一口量を変更する
嚥下後の声出し・咳払いを行う	● 数口摂取した後、「あー」などの声を出したり、咳払いをして空嚥下を促す ● 気管切開カニューレにより咳嗽反射の閾値が上昇し、不顕性誤嚥（むせない誤嚥）のリスクが高まる。声出し・咳払いにより、誤嚥を最小限にする ● むせたときはしっかり咳をして、誤嚥物を出す

〈引用文献〉
1. 金沢英哲：気管切開．藤島一郎，谷口洋，藤森まり子，他編，納得！ 実践シリーズ Q&Aと症例でわかる！ 摂食・嚥下障害ケア．羊土社，東京，2013：311-316.
2. 堀口利之：気管切開術による嚥下への影響について．吉田哲二 責任編集，嚥下障害Q&A．医薬ジャーナル社，大阪，2001：216-217.
3. 日本耳鼻咽喉科学会 編：気管切開は嚥下機能に影響を及ぼすか？．嚥下障害診療ガイドライン 2018年版．金原出版，東京，2018：37.
4. 藤島一郎 編著：気管切開患者の嚥下訓練と気切カニューレの選択．よくわかる嚥下障害 改訂第2版．永井書店，大阪，2005：216-217.

5. 小山珠美 監修：ビジュアルでわかる早期経口摂取実践ガイド．日総研出版，名古屋，2012：199-204.

〈参考文献〉
1. 黄金井 裕，小山珠美：気管カニューレ留置患者への摂食訓練と離脱へのアプローチ．小山珠美 監修，実践版！！カラー写真でよくわかる 早期経口摂取実現とQOLのための摂食・嚥下リハビリテーション─急性期医療から「食べたい」を支援するために─．メディカルレビュー社，大阪，2010：172-177.
2. 日本摂食嚥下リハビリテーション学会医療検討委員会：訓練法まとめ（2014年版）．摂食嚥下リハビリテーション学会誌 2014；18(1)：73-74.

気管切開患者の
コミュニケーションの工夫

八巻　均

気管切開によって患者が発声できない場合、患者は思いを伝えにくく、看護師は訴えを受け取りにくくなります。患者の話せない苦痛に共感を示し、患者・家族とともに最適なコミュニケーション方法や環境を整える必要があります。コミュニケーション方法の特徴（**表1**）や訴えを聴くときのポイントなどを示します。

▶ 筆談、文字盤、読唇など 患者に合わせた方法を

言語的コミュニケーションは、表1-①におけるそれぞれの特徴から、どの方法がよいか事前に患者・家族と考え、術後の患者の状態（末梢静脈ラインの有無や、術後の安静度など）を考慮し練習しておく必要があります。予定の手術以外で気管切開になった場合は、経過の中で過去の表出された内容や方法をヒントに患者と一緒に最善の方法を見出していくことになります。

具体的には、表出される頻度の高い内容を抽出してカードを作成し選んでもらう（**図1-①**）、あるいは、口渇感が強く、頻回にうがいを希望する患者の場合は、文字盤（**図1-②**）で「う」を指したときには「うがいですか」とこちらから聞くことで、対応への時間が短縮できます。表出が多い要望や苦痛、心配事などがわかれば、「い」→「痛み止め」、「と」→「トイレ」など表出を予測した対応ができます。

こうした患者の状態を把握して表出したい内容を推察する努力も重要です。何より患者にとって、自分の思いを最後まで言わなくても読み取ってくれる看護師の存在は、とても心強いはずです。

ただし、経験的に患者の訴えの内容を決めつけてしまうと、本当に訴えたかったことを正しく理解できなくなる可能性があります。こちらが理解した内容を患者に確認する、時間をかけて最後まで聴くなど、患者の思いを正確に受け取るよう心がけましょう。

▶ 表出を聞くときのポイント

まずは緊急性を判断

痛い、苦しいなどの早急な対応が求められるものもあります。すばやく対処できるよう、患者がスムーズに伝えられる方法を確認し合っておく必要があります。予定外の気管切開で事前に準備できていない場合は、「痛いですか？」「苦しいですか？」など患者の状況から推察できるだけ短く端的に表出したい内容を「YesかNo」で返答できるよう問いかけます。

患者が苦痛を訴えているときや全身状態が悪化しているときは、筆談や文字盤でのコミュニケーションはうまくできない可能性もあるため、状況に応じて使い分けましょう。

緊急性がない場合

ゆっくり表出してもらったほうが読み取りやすいことを伝え、穏やかな声かけやタッチングで患者を落ち着か

表1 コミュニケーションの特徴
① 言語的コミュニケーション

	利点	欠点	使用時のポイント
筆談 ＊文字を紙など に書いてもらう	● 発語による会話に近く、患者の思いが細かく伝わりやすい	● 細かい作業であり、手が自由に使えることや、腕の筋力、一定の視力が必要となる ● 仰臥位では負荷がかかる ● 意識レベルが清明でないと難しい	● 身体を起こし、紙やボードを固定すると書きやすくなる ● 書きやすい筆記用具を用意する ● 文章でなく、単語にしてもらい、大きく書いてもらう ● 文字はひらがなやカタカナに統一する ● 一度書いたことを残しておくと、次に同じような内容のときに書く手間を省ける
文字盤 ＊文字の書かれたボード（図1-②）を指で示す	● 筆談に比べて腕の筋力などの制限が少なく、言葉で伝えることができる	● 文字が探しにくかったり、文字数が多い場合は時間がかかる	● 指さすことができない場合は看護師が文字盤をゆっくりなぞり、該当する文字のときに瞬きや頷いて合図してもらう ● 頻回な表出は文字やイラストでボードにしておくと効率化できる（図1-①）
読唇 ＊口唇の動きを読み取る	● 道具を必要とせず、多くの患者が利用できる ● 気管切開の場合、チューブにより口唇の動きが障害されない	● ゆっくりはっきりと口唇を動かしてもらえないときや、単語や文章が長くなると読み取りにくいことがある	● あらかじめ、単語や短い文章で、ゆっくりはっきり口唇を動かしてもらうように説明する

② 非言語的コミュニケーション

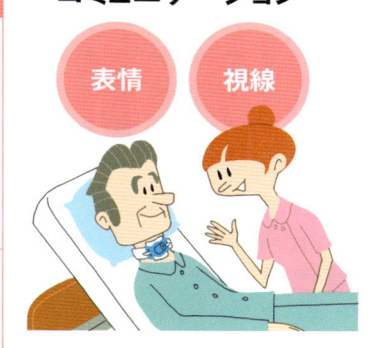

表情　視線

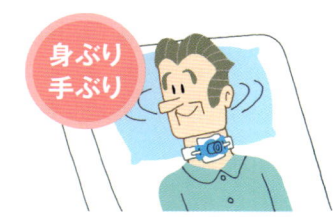

身ぶり手ぶり

・道又元裕 編：人工呼吸ケアのすべてがわかる本. 照林社, 東京, 2001：330-344.
・宮原聡子：患者の精神的ケアはどうする？. 日常ケアの疑問を基礎から見直そう 人工呼吸器装着中患者の安全・安楽なアセスメント＆ケア, 呼吸器・循環器達人ナース 2013；35(1)：22-26.
以上2文献を参考に作成

せます。

　わかりやすい文字が書けなかったり、文字盤の文字が探せないこともめずらしくありません。

　筆談であればペンの太さを持ちやすいものにしたり、インクの量（文字の太さ）を変えたりするだけで読みやすさが変わります。

　文字盤は事前に説明されていても、「表全体から1文字を探す」という意味がわからなくなることもあるので、使い方がわからないのか、文字が探せないのかは、確認する必要があります。すぐに文字を見つけられない場合は、まず子音（あ・か・さ・た……）から選び、続けて母音を選ぶというように決めておくのもよい方法です。

　事前に練習ができない状況で気管切開になった場合は、気管切開後に訓練をして徐々に身につけていけるよう支援します。コミュニケーションを図るなかで方法を工夫したり、ときには時間をかけることも必要です。

　身振りや首を振る動作は比較的わかりやすい意思表示ですが、表情や視線などはこちらが意識しなければ読み取れません。会話ができないことは、言語だけでなく、口調、声のトーン、大きさなどの情報も得られなくなり

図1　文字盤の例
① 頻度の多い表出（イラストを添えるとわかりやすい）

- **1** 体の向きを変えたい
- **2** 痰をとってほしい
- **3** 息が苦しい
- **4** 痛い
- **5** 熱い または 寒い
- **6** トイレに行きたい
- **7** 眠りたい

② 50音盤

わ	ら	や	ま	は	な	た	さ	か	あ
を	り		み	ひ	に	ち	し	き	い
ん	る	ゆ	む	ふ	ぬ	つ	す	く	う
゛	れ		め	へ	ね	て	せ	け	え
゜	ろ	よ	も	ほ	の	と	そ	こ	お

・道又元裕 編：人工呼吸ケアのすべてがわかる本. 照林社, 東京, 2001：330-344.
・宮原聡子：患者の精神的ケアはどうする？. 日常ケアの疑問を基礎から見直そう 人工呼吸器装着中患者の安全・安楽なアセスメント＆ケア. 呼吸器・循環器達人ナース 2013；35(1)：22-26.
以上2文献と当施設で使用しているものを参考に作成

ます。非言語的な表出を拾い逃さないような心がけが必要です。

患者の不安の軽減を図る

　気管切開されている患者は、吸引などの処置、創痛、安静を余儀なくされるなどコミュニケーション以外にも多くの苦痛を抱えています。

　また、事前に説明を聞いていたとしても、実際に話せなくなることは、たとえ一時的であっても想像以上の苦痛や不安となります。伝えたいことが伝わらないことは強いストレスとなり、そのあせりやイライラが、より患者の意思を読み取りにくくするという悪循環をもたらします。患者が表出することをやめてしまう危険性もあります。

〈引用文献〉
　1. 道又元裕 編：人工呼吸ケアのすべてがわかる本. 照林社, 東京, 2001：330-344.
　2. 宮原聡子：患者の精神的ケアはどうする？. 日常ケアの疑問を基礎から見直そう 人工呼吸器装着中患者の安全・安楽なアセスメント＆ケア. 呼吸器・循環器達人ナース 2013；35(1)：22-26.

　患者の病態や性格を考慮して表出したいことを予測し理解しようとする共感的姿勢が重要です。思いが表出できれば、それだけで患者の不安やストレスの軽減につながるでしょう。

　コミュニケーションでは、医療者の意思が患者に伝わることも重要です。難聴や近視などはその妨げとなります。お互いの意思疎通ができてこそのコミュニケーションなので、眼鏡や補聴器などがあれば継続して使用できるようにします。

　また、必要なときに誰かを呼べないという不安を感じさせないために、ナースコールを常に手元に置くなどの環境整備も必要です。

気管切開のリスクマネジメント：気管チューブの逸脱・迷入による事故防止に向けて

医療事故の再発防止に向けた提言 第4号『気管切開術後早期の気管切開チューブ逸脱・迷入に係る死亡事例の分析』より

気管切開のリスクマネジメントとして重要なのは、気管切開チューブの閉塞や、逸脱*1・迷入*2の危険性です。

特に、気管切開術後早期*3において、気管切開チューブ逸脱・迷入による医療事故が、死亡例も含め繰り返し発生しています。この重大性を鑑み、2018年6月、日本医療安全調査機構は、「気管切開術後早期の気管切開チューブ逸脱・迷入に係る死亡事例の分析」として、医療事故の再発防止に向けた提言をまとめました。5件の死亡事例の詳細な分析をもとに、気管切開チューブ逸脱・迷入による死亡の回避に向けた7つの提言がまとめられています。

まず、ここで紹介されている5件の死亡事例の概要を紹介します（**表1**）。

これらの事故分析から、以下の7つの提言がされています（**表2**）。

それぞれの提言の内容を紹介しましょう。

1．リスクの把握

5件の死亡事例では、人工呼吸器や酸素チューブの使用によって気管切開チューブへの張力がかかりやすかったり、咳嗽や分泌物が多く頻回の気管内吸引が必要な状況になることが多いです。このような状況でのチューブ交換や体位交換などの処置・ケアは、気管切開チューブの逸脱を誘発する要因となります。

さらにこの時期は、気管切開孔の肉芽形成が不十分で

あり、気管切開チューブが抜けると再挿入が困難になります。今回の分析事例でも、5件中4件で再挿入を試みたものの、いずれも気管外に迷入し、皮下気腫が認められました。

気管切開術後早期は、気管切開チューブの逸脱・迷入により生命の危険に陥りやすいことを、すべての医療従事者が認識する必要があります。なお、気管切開孔が安定するまでの期間は患者によって異なります。低栄養や糖尿病など創傷治癒の遅延要因のある患者では、術後2週間を超えた場合でも、逸脱・迷入のリスクが高いことを認識しておきましょう。

2．気管切開術

待機的気管切開術は、**急変対応可能な環境**で、**気管切開チューブ逸脱・迷入に関する患者ごとの危険性を考慮した方法**で実施することが望ましいです。

1）チューブの選択

気管切開術後早期は、後述のように気管切開チューブの交換をできるだけ行わなくて済むよう、交換時期のめやすができるだけ長い製品を選択します。チューブを抜去せずに内筒交換のみで交換が行える製品（複管タイプ）や、吸引ラインが付いている製品もあります。るい痩や肥満など、患者状態によって適した長さ、サイズのものを選択します。

---

*1【逸脱】＝気管切開チューブのカフが気管の外にある状態、もしくは先端（開口部）の一部あるいは全部が気管内に入っていない状態。
*2【迷入】＝気管切開チューブの先端（開口部）が組織に入っている状態。
*3【気管切開術後早期】＝本提言においては、気管切開孔が安定するまでの時期とし、気管切開術当日からおよそ2週間程度としている。

表1 気管切開チューブ逸脱・迷入に係る死亡事例

	患者概要	事例発生	発生時の状況	経過
事例1	● 70歳代女性 ● 大動脈弁置換術後 ● 慢性腎不全、低栄養状態	気管切開術後12日目	ICUで体位変換実施時、カフが見え、チューブが傾いた	● 位置修正・再挿入困難 ● 気管切開孔よりチューブ再挿入 ● 発生7日後に、低酸素血症による多臓器不全のため、死亡
事例2	● 60歳代男性 ● リウマチ性間質性肺炎急性増悪 ● 副腎皮質ホルモン薬・免疫抑制薬使用中	気管切開術後10日目	気管切開術後7日後にチューブ交換、その3日後、病棟で体位交換実施時、カフが見えた	● 再挿入・換気不能、皮下気腫出現 ● チューブ交換→換気不能(皮下気腫増強)、経口挿管 ● 発生約1時間後に、両側緊張性気胸と肺虚脱による呼吸不全のため、死亡
事例3	● 60歳代男性 ● 橋出血・肺炎合併	気管切開術当日	ICUで体位変換の10分後、皮下気腫を発見	● 吸引カテーテル挿入困難、気管切開チューブより加圧換気→送気不能 ● 経口挿管不能、気管切開孔から経口用気管チューブ挿入 ● 発生約3時間後に、緊張性気胸による換気不全のため、死亡
事例4	● 40歳代男性 ● 脳膿瘍、重症肺炎 ● 副腎皮質ホルモン薬使用中	気管切開術後9日目	気管切開術後7日後にチューブ交換、その2日後、車いす移動時にチューブが1cm程度抜け気管支鏡下に再挿入、同日夜間、気管内吸引後に分時換気量低下アラーム、発声、呼吸苦、皮下気腫出現	● チューブからの換気不能、再挿入不能、経口挿管不能 ● 気管切開チューブ交換不能、気管切開孔から経口用気管チューブ挿入 ● 発生約2時間後に、縦隔気腫と緊張性気胸による心肺不全のため、死亡
事例5	● 70歳代女性 ● 筋萎縮性側索硬化症	気管切開術後1時間半	気管切開術終了後に空気の漏れあり(呼吸状態・人工呼吸器変化なし)、術後1時間半に低換気アラーム→チューブのサイズ違いを発見	● チューブ交換不能 ● 発生約10分後に心肺停止、経口挿管を実施したが、窒息のため死亡

一般社団法人日本医療安全調査機構:医療事故の再発防止に向けた提言 第4号 気管切開術後早期の気管切開チューブ逸脱・迷入に係る死亡事例の分析．p.8-9より改変して転載

表2 気管切開チューブの逸脱・迷入による医療事故の再発防止に向けた提言

提言1	【リスクの把握】気管切開術後早期(およそ2週間程度)は、気管切開チューブの逸脱・迷入により生命の危険に陥りやすいことをすべての医療従事者が認識する
提言2	【気管切開術】待機的気管切開術は、急変対応可能な環境で、気管切開チューブ逸脱・迷入に関する患者ごとの危険性を考慮した方法で実施する
提言3	【気管切開チューブ逸脱に注意した患者移動・体位変換】気管切開術後早期の患者移動や体位変換は、気管切開チューブに直接張力がかかる人工呼吸器回路や接続器具を可能な限り外して実施する
提言4	【気管切開チューブ逸脱の察知・確認】「カフが見える」「呼吸状態の異常」「人工呼吸器の作動異常」を認めた場合は、気管切開チューブ逸脱・迷入を疑い、吸引カテーテルの挿入などで、気管切開チューブが気管内に留置されているかどうかを確認する
提言5	【気管切開チューブ逸脱・迷入が生じたときの対応】気管切開術後早期に気管切開チューブ逸脱・迷入が生じた場合は、気管切開孔からの再挿入に固執せず、経口でのバッグバルブマスクによる換気や経口挿管に切り替える
提言6	【気管切開チューブの交換時期】気管切開術後早期の気管切開チューブ交換は、気管切開チューブの閉塞やカフの損傷などが生じていなければ、気管切開孔が安定するまで避けることが望ましい
提言7	【院内体制の整備】気管切開術後早期の患者管理および気管切開チューブ逸脱・迷入時の具体的な対応策を整備し、安全教育を推進する

一般社団法人日本医療安全調査機構:医療事故の再発防止に向けた提言 第4号 気管切開術後早期の気管切開チューブ逸脱・迷入に係る死亡事例の分析．p.10, 13, 17, 19, 22, 25, 26より引用

2）縫合、固定

　気管壁と皮膚が縫合されると、気管切開孔がより安定します。気管切開孔の上方・下方など複数か所の気管壁と皮膚の縫合を検討しましょう。さらに、気管切開チューブについても、チューブフランジと皮膚を縫合することで、より確実に固定できます（**図1**）。

　気管切開チューブと皮膚の間に、創部の保護などのために切り込みガーゼを入れることがあります。しかし、ガーゼによってチューブ挿入部が観察しづらくなり、逸脱に気づかない恐れがあるため、必要時以外は控えましょう。

3）位置の確認

　術後の気管切開チューブの位置の確認には、複数の確認方法を採用することが望ましいです。まずはバッグバルブによる換気により胸郭の挙上が得られるかを確認したうえで、人工呼吸器が正常に作動しアラームが鳴っていないか、吸引カテーテルが挿入できるか、胸郭の動き、呼吸数、呼吸状態を観察します。カプノメータによる呼出曲線の確認や、内視鏡、胸部X線画像による確認も行われます。

　チューブフランジの留置状態がわかる写真を撮っておくと、日常ケアの際に、チューブの浮きや偏りといった異常の早期発見に有用です。

3．逸脱に注意した患者移動・体位変換

　気管切開チューブは短いため、患者移動や体位変換の際、接続している医療機器からの張力が直接チューブに加わり、ずれや逸脱につながります。**気管切開チューブに直接張力がかかる人工呼吸器回路や接続器具は可能な限り外し、気管切開チューブ固定の紐にゆるみがないことを確認してから、移動や体位変換を実施します。**

　患者と向かい合う側の介助者は、気管切開チューブから目を離さず、気管切開孔とチューブの位置関係がずれないように、片方の手関節部を患者の前胸部に密着させたうえで、気管切開チューブの左右フランジ部分を固定します（**図2**）。また、頸部の後屈によりチューブが抜けやすくなるため、患者の頭頸部を支持し、後屈を避けましょう。実施後は接続器具を再装着し、装着後の確認と患者の観察を行い、装着忘れを予防します。

　接続器具を外せない場合は、可能な限り患者の体幹の近くまで機器を移動し、一度に上体を動かすのではなく、段階的に実施しましょう。

4．逸脱の察知・確認

　気管切開チューブが逸脱・迷入すると、呼吸が障害され、換気障害を示す所見（努力性陥没呼吸、SpO₂低下など）がみられます。事例からは、**表3**に示したような状況から、チューブの異変を発見していました。

図1　気管切開チューブと皮膚の縫合例

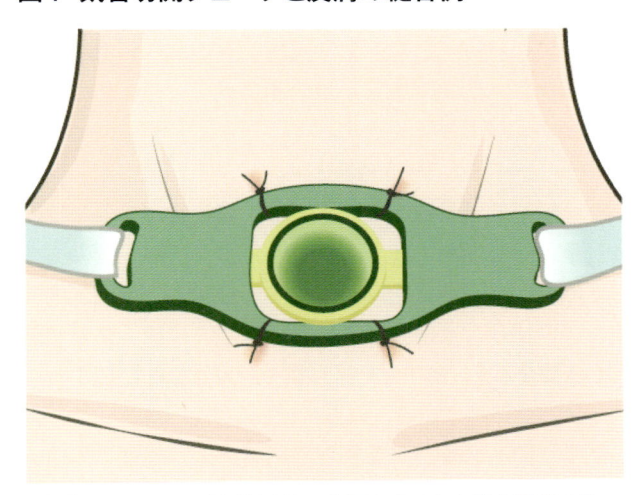

● 気管切開チューブ本体近傍で上下左右4点を縫合固定する

一般社団法人日本医療安全調査機構：医療事故の再発防止に向けた提言 第4号 気管切開術後早期の気管切開チューブ逸脱・迷入に係る死亡事例の分析．p.14より引用

図2　気管切開チューブの固定の押さえ方（例）

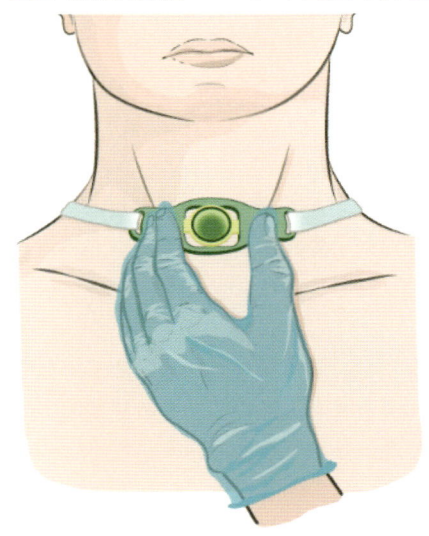

● 片方の手関節部を患者の前胸部に密着させたうえで、気管切開チューブの左右フランジ部分を固定する

一般社団法人日本医療安全調査機構：医療事故の再発防止に向けた提言 第4号 気管切開術後早期の気管切開チューブ逸脱・迷入に係る死亡事例の分析．p.17より引用

表3 気管切開チューブ逸脱・迷入のサイン

気管切開チューブの状況	● カフが見える ● チューブ位置の偏り	● チューブの浮き ● 吸気時の空気の漏れ
呼吸状態・全身状態	● 呼気CO_2の波形が矩形波でない ● 皮下気腫の出現 ● 頻呼吸	● SpO_2低下 ● 人工呼吸器低換気アラーム ● 呼吸苦
その他	● 患者の声漏れ ● 落ち着きがない*	● いつもと異なる患者の動き*

＊事例からは確認されなかったが注意すべきサイン

一般社団法人日本医療安全調査機構：医療事故の再発防止に向けた提言 第4号 気管切開術後早期の気管切開チューブ逸脱・迷入に係る死亡事例の分析.p.20より改変して転載

気管切開チューブの逸脱・迷入は、外見からは判断が困難です（**図3**）。気管内にあるか確認する方法として、吸引カテーテルが気管切開チューブの先端を越えて挿入できるか、吸引カテーテルによる吸痰や咳嗽反射が確認できるか、などが挙げられます。内視鏡が使用可能な場合、気管切開チューブに内視鏡を挿入し、気管内腔が確認できれば気管内の留置は確実となります。呼気CO_2波形が正常（矩形波）であることを確認することも大切です。

「**カフが見える**」「**呼吸状態の異常**」「**人工呼吸器の作動異常**」を認めた場合は、気管切開チューブ逸脱・迷入を疑い、吸引カテーテルの挿入などで、気管切開チューブが気管内に留置されているかどうかを確認しましょう。

5. 逸脱・迷入時の対応

気管切開チューブの逸脱・迷入を発見するのは、看護師であることが多いです。チューブの異変に気づいたら、ただちに呼吸（換気）状態を把握しましょう。顔色良好で呼吸困難感がなく、胸郭が呼吸性に上下すれば緊急性は低いです。呼吸状態が不安定、自発呼吸不全がみられる場合は、気道緊急状態と判断し、至急院内緊急チームを招集します。

医師が到着するまでは、看護師が可能な範囲で換気確保に努めなければなりません。気管切開術後早期のチューブ再挿入は困難であり、危険を伴います。さらに、逸脱・迷入が疑われ換気不全のある状況での気管切開チューブからの換気は、皮下気腫の増強、引いては、縦隔気腫、緊張性気胸を招きます。そのため、**気管切開チュー**

図3 気管切開チューブの逸脱・迷入のイメージ

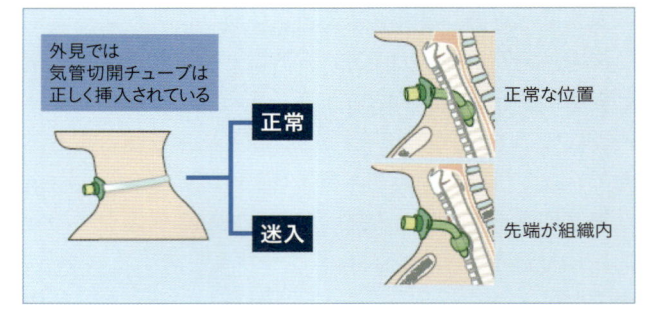

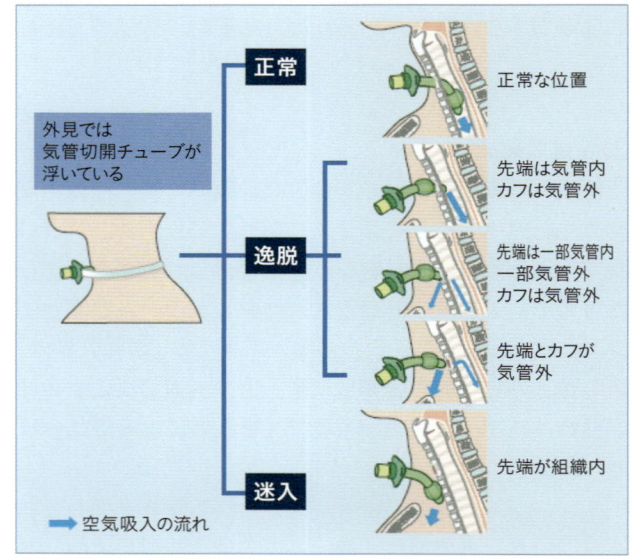

一般社団法人日本医療安全調査機構：医療事故の再発防止に向けた提言 第4号 気管切開術後早期の気管切開チューブ逸脱・迷入に係る死亡事例の分析.p.21より引用

ブの再挿入や気管切開チューブからの換気に固執せず、経口でのバッグバルブマスクによる換気に切り換え、経口挿管が可能になったらただちに実施できるように器材を準備するなど、緊急対応をとります。

6. チューブの交換時期

気管切開孔が不安定な状態では、気管切開チューブの通り道となる周囲の壁が脆弱なうえに、チューブの方向がずれやすく、迷入を起こしやすいです。チューブ閉塞やカフの損傷などが生じていなければ、**術後、気管切開孔が安定するまではチューブ交換を避ける**ことが望ましいでしょう。

気管切開を必要とする患者は創傷治癒が遅延する要因を持ち合わせていることが多く、気管切開孔の安定化に時間がかかることもあります。チューブの交換時期は一律に規定するのではなく、気管切開孔の状態をみながら

検討しましょう。特に、初回のチューブ交換はできるだけ遅らせたほうが安全です。

　もし閉塞やカフ損傷などで早期のチューブ交換が必要になった際は、迷入リスクが高いことを認識し、**気管切開術を行うときと同じ体制**（体位、無影灯、筋鉤などの準備）を整え、内視鏡を準備するなど、**交換時のトラブルを想定した環境で慎重に交換を行う**ことが望ましいです。

7. 院内体制の整備

　気管切開術後早期は、モニタリングしやすい病室で患者を観察します。緊急時にただちに対応できるよう、バッグバルブマスクや気管チューブなど、気道確保するための器材をベッドサイドに準備しておきましょう。

　気管切開チューブの逸脱・迷入による死亡事例は過去にも多発しており、さまざまな機関から注意喚起が行われています。これらの情報を利用して、**術後早期の患者管理および緊急時の具体的な対応策**について、手順書を作成し、院内の勉強会などで職員全体への安全教育を推進するとともに、実技を含む教育を関係スタッフに行うことが望ましいです。　　　　　　　（照林社編集部）

〈参考文献〉
1. 一般社団法人日本医療安全調査機構：医療事故の再発防止に向けた提言 第4号 気管切開術後早期の気管切開チューブ逸脱・迷入に係る死亡事例の分析. https://www.medsafe.or.jp/uploads/uploads/files/teigen-04.pdf （2019.3.20アクセス）

索 引

いざというとき困らない！

人工呼吸器・気管切開まるわかり

2019年4月24日　第1版第1刷発行	編集	木下　佳子、橋本　良子、
2023年9月10日　第1版第5刷発行		茂呂　悦子
	発行者	有賀　洋文
	発行所	株式会社　照林社
		〒112-0002
		東京都文京区小石川2丁目3-23
		電話　03-3815-4921　（編集）
		03-5689-7377　（営業）
		https://www.shorinsha.co.jp/
	印刷所	共同印刷株式会社

検印省略（定価はカバーに表示してあります）

ISBN978-4-7965-2463-6